目で見るプリオン病

Atlas of Prion Disease

湯浅龍彦　編著
国立精神・神経センター国府台病院部長

株式会社 新興医学出版社

編著者

湯浅龍彦　国立精神・神経センター国府台病院・神経内科部長

執筆者 (執筆順)

湯浅龍彦	国立精神・神経センター国府台病院・神経内科部長
野村恭一	埼玉医科大学総合医療センター・神経内科教授
馬木良文	徳島病院神経内科
児矢野 繁	横浜市立大学医学部・神経内科講師
後藤勝政	国立療養所西別府病院・神経内科医長
林　泰明	国立病院岡山医療センター・神経内科医長
	現：岡山中央病院神経内科
大隅悦子	国立西多賀病院・リハビリテーション科医長
大原愼司	国立療養所中信松本病院・神経内科
長谷川 節	国立療養所東宇都宮病院・神経内科医長
	現：東京慈恵会医科大学・神経内科診療医長
田中正美	国立西新潟中央病院・神経内科医長（臨床研究部室長）
信國圭吾	南岡山医療センター・神経内科医長
的場宗孝	金沢医科大学・放射線科講師
永田哲也	岡山大学医学部・神経内科助手
戸根幸太郎	国立療養所兵庫中央病院・神経内科
渡邉直人	富山医科薬科大学附属病院・放射線科助教授
時里 香	国立療養所熊本南病院・神経内科
松木和彦	国立療養所宮崎東病院・放射線科医長
足立克仁	国立療養所徳島病院・院長
木村暁夫	岐阜大学医学部・神経・老年学分野
渡邊浩之	立川綜合病院　循環器・脳血管センター・神経内科主任医長
榎本 雪	国立療養所道北病院・神経内科医長
下川 周	山梨県立中央病院神経内科
檜垣雄治	安来第一病院・神経内科部長
千田圭二	国立療養所岩手病院・副院長
山口浩雄	九州大学生体防御医学研究所・脳機能制御学分野
伊藤博明	箱根国立病院・神経内科医長
	（北里大学医学部・内科（神経内科）講師）
小西高志	静岡赤十字病院・神経内科
饗庭郁子	国立東名古屋病院・神経内科医長
寺尾安生	東京大学医学部・神経内科
土井靜樹	国立療養所札幌南病院・神経内科医長
田邊康之	南岡山医療センター・神経内科
吉村菜穂子	昭和大学医学部・神経内科

執筆協力者 (執筆順)

金子 厚	埼玉医科大学・神経内科助手
島津邦男	埼玉医科大学・神経内科教授
乾 俊夫	徳島病院・神経内科
黒岩義之	横浜市立大学医学部・神経内科教授
三宮邦裕	大分大学医学部・第3内科助手
熊本俊秀	大分大学医学部・第3内科教授
今井尚志	国立西多賀病院・神経内科医長
佐々木美保	国立療養所中信松本病院・神経内科
小口和浩	国立療養所中信松本病院・放射線科
川口祥子	国立療養所東宇都宮病院・神経内科
	現：東京慈恵会医科大学・神経内科
桑原武夫	新潟県立新発田病院・診療部長
佐藤 滋	広南会広南病院神経内科医長
志賀裕正	東北大学医学部付属病院・神経内科助手
三谷真紀	国立療養所兵庫中央病院・神経内科
舟川 格	国立療養所兵庫中央病院・神経内科
陣内研二	国立療養所兵庫中央病院・神経内科
栗﨑玲一	国立療養所熊本南病院・神経内科
植川和利	国立療養所熊本南病院・副院長
塩屋敬一	国立療養所宮崎東病院・神経内科医長
隈本健司	国立療養所宮崎東病院・院長
大井長和	宮崎大学医学部・第3内科助教授
国重 誠	徳島大学生体情報内科学
木村 隆	国立療養所道北病院・神経内科医長
箭原 修	国立療養所道北病院・副院長
富樫慎治	山梨県立中央病院神経内科医長
進藤和雅	山梨大学大学院医学工学総合研究部・神経内科助教授
塩澤全司	山梨大学大学院医学工学総合研究部・神経内科教授
佐々木健介	九州大学大学院医学研究院附属脳神経病研究施設病理部門
波多江智子	国立療養所筑後病院・神経内科
藤井直樹	国立療養所筑後病院・神経内科
古澤英明	北里大学医学部・内科（神経内科）講師
荻野 裕	北里大学医学部・内科（神経内科）講師
荻野美恵子	北里大学医学部・内科（神経内科）講師
斎藤豊和	北里大学医療衛生学部・教授
佐々木真弓	北里大学東病院・放射線科
中山英己	焼津市立総合病院・神経内科
小尾智一	国立療養所静岡神経医療センター・神経内科医長
溝口功一	国立療養所静岡神経医療センター・診療部長
渡辺裕貴	国立療養所静岡神経医療センター・第2精神科医長
徳永 進	中津川市民病院・神経内科
奥田 聡	国立名古屋病院・神経内科医長
村上信之	医療法人豊田会刈谷総合病院・副院長
吉田眞理	愛知医科大学加齢医学研究所・神経病理部門講師
橋詰良夫	愛知医科大学加齢医学研究所・神経病理部門教授
横山照夫	箱根国立病院・神経内科
山口亜希	箱根国立病院・神経内科
土屋一郎	箱根国立病院・神経内科
石原傳幸	箱根国立病院・院長
相馬芳明	相馬神経内科クリニック

目 次

まえがき …………………………………………………………………………………………………1
CASE 1 慢性硬膜下血腫除去術直後に発症した孤発性 CJD ………………………………………2
CASE 2 病初期にアテトーゼ様運動が出現した Creutzfeldt-Jakob 病の1例 ……………………4
CASE 3 孤発性 Creutzfeldt-Jakob disease の一例 …………………………………………………6
CASE 4 全経過1年半，軽度の画像変化にとどまった sCJD ………………………………………8
CASE 5 発症時に脳波・MRI 上に左右差を認めた孤発性 CJD ……………………………………10
CASE 6 発症早期に舞踏運動が前景にたった孤発性 CJD …………………………………………12
CASE 7 慢性関節リウマチの経過中にミオクローヌスで発病した sCJD …………………………14
CASE 8 皮質性感覚障害，ミオクローヌスで発病した sCJD ………………………………………16
CASE 9 精神症状で発症し，急激な経過を示した CJD ……………………………………………18
CASE 10 被害妄想などの精神症状で発症した sCJD …………………………………………………20
CASE 11 ミオクローヌスに対し piracetam 投与が有効と考えられた孤発性 CJD その1：全経過の観察と剖検を行えた症例 ………22
CASE 12 ミオクローヌスに対し piracetam 投与が有効と考えられた孤発性 CJD その2：経過観察中の症例 ……………………24
CASE 13 亜急性に進行する痴呆とミオクローヌス，PSD を呈し，MRS で乳酸増加が認められた sCJD …26
CASE 14 脊髄液で蛋白増加，IgG 増加が認められた sCJD …………………………………………28
CASE 15 拡散強調画像で尾状核と被殻が著しい高信号を呈した sCJD ……………………………30
CASE 16 Creutzfeldt-Jakob 病における MRI 拡散強調画像の経時的変化 …………………………32
CASE 17 発症早期の拡散強調 MRI が診断に有用であった孤発性 CJD の1例 ……………………34
CASE 18 孤発性 CJD の経時的 123I-IMP SPECT 画像 ………………………………………………36
CASE 19 CJD の脳血流 SPECT ………………………………………………………………………38
CASE 20 SPECT で急速に血流低下がみられた sCJD ………………………………………………40
CASE 21 末期 sCJD の MRI 所見と脳血流イメージング―特に3D-SSP 画像について― ………42
CASE 22 孤発性 CJD の剖検例 …………………………………………………………………………44
CASE 23 不眠で発症し緩徐な経過をしめす sCJD ……………………………………………………46
CASE 24 sporadic fatal insomnia ………………………………………………………………………48
CASE 25 硬膜移植の既往を有する CJD ………………………………………………………………50
CASE 26 髄膜腫術後10年目に発病した CJD …………………………………………………………52
CASE 27 頭部 MRI 拡散強調画像上の高信号域病変はミクログリアの増生を反映している―家族性 Creutzfeldt-Jakob 病の1剖検例から― …54
CASE 28 SPECT にて興味ある所見を認めた codon180 変異 Creutzfeldt-Jakob 病の1例 ………56
CASE 29 プリオン蛋白遺伝子 codon180 に点変異が認められた CJD ……………………………58
CASE 30 MRI 拡散強調画像で異常信号を経時的に追った家族性 CJD（コドン200変異）………60
CASE 31 発症時に左不全片麻痺を呈したコドン200変異 CJD ……………………………………62
CASE 32 プリオン蛋白遺伝子 codon232 に点変異が認められた CJD ……………………………64
CASE 33 クロイツフェルト・ヤコブ病（CJD）に生じたてんかん発作焦点の脳磁図学的検討 ……66
CASE 34 Gerstmann-Sträussler-Scheinker 病（GSS）における脳萎縮の経時的変化 ……………68
CASE 35 痙性対麻痺を呈するプリオン病 コドン105変異 …………………………………………70
CASE 36 運動ニューロン病様症状で発症した Gerstmann-Sträussler-Scheinker 症候群の1例 …72
CASE 37 痴呆とミオクローヌスを呈し，遺伝性プリオン病を疑われた familial frontotemporal dementia ……74
CASE 38 CJD を疑われながらも進行が停止した痴呆症 ……………………………………………76
CASE 39 孤発性と考えられた SCA17 …………………………………………………………………78
CASE 40 高齢発症 Wilson's disease の1例 ……………………………………………………………80
CASE 41 良性頭蓋内圧亢進症 …………………………………………………………………………82
索引 ………………………………………………………………………………………………………84

まえがき

　ここに『目で見るプリオン病』をお届けします。

　かつて Gajdusek 博士らがニューギニアにおいて特異な変性疾患の存在を指摘し，これが動物に伝播できることを証明して以来，人類はこの不思議な疾患を知ることになりました。このような疾患は人類のみならず羊にはスクレイピーとして存在し，初期にはスローウイルスという概念で理解されてきました。しかしながら，Prusiner 博士らの一連の業績により，プリオン病という概念が提唱されるに至り，現在数多くの疾患がプリオン病として理解されるようになって来ました。そして残念なことではありますが，その臨床の広がりは当初予期もせぬ新たな事態，つまりわが国における硬膜移植後の CJD や英国を中心とする変異型 CJD の発生を見るに至り，広範なものになってきています。

　現時点においては，未だ確実なプリオン病の治療法の開発には至っていませんが，将来的には必ずやそのような道が開けるものと確信するものです。その時を期して我々臨床家は出来うる限りの力を注いで疾患の病態解明や早期診断に努めなければなりません。そのような折り，脳画像診断の技術的進歩はプリオン病診断に極めて大きなインパクトを与えるものであります。特に近年の拡散強調画像を中心とした MRI は明らかに早期診断に寄与すると思われます。

　本書はこのような時代背景に基づいて最近のプリオン病画像診断の進歩を網羅しようと企画されたものであります。本企画に寄せられた症例としては当然のことながら孤発的 CJD 症例が最も多く，加えて，致死性不眠症，硬膜移植による CJD，遺伝性 CJD，GSS 症例などであり，更にプリオン病の鑑別に苦慮し，それ故に重要と考えられる疾患を合わせ総計 41 症例を採用させて頂きました。本書を手にされる読者は本書を通覧されることにより，わが国の現時点におけるプリオン病画像診断の最先端を御理解頂けるものと思われます。本書が現にプリオン病の診療に当たられる機会の多い第一義的関係者に役立つことを期待します。そして，医学生や看護学生，放射線医療に携わる技師の方，病理専攻生などより多くの方々において，この難病であるプリオン病への関心と理解が高まりますれば幸いと考えます。

　最後になりましたが，極めて緊急的にお願いしたにも関わらず，素早く執筆に対応して頂きました各々の著者に対して心より御礼を申し上げますと共に，本企画に対し御理解頂き，出版の労を快くお引き受け頂いた新興医学出版社　服部治夫氏に深謝申し上げます。

平成 16 年 3 月
湯浅龍彦

慢性硬膜下血腫除去術直後に発症した孤発性 CJD

診　　断： sCJD（probable）

経　　過： 58歳（男性）

平成14年4月18日に慢性硬膜下血腫除去術を受け，経過順調であった男性が5月末から再び異常な行動を呈し，6月22日に当科外来を受診した。来院時，閉眼し無言，右上肢にミオクローヌスを認めた。同日頭部MRIを施行した。

検査成績：
①脳波のPSD：＋　　　④脳生検：－
②髄液の14-3-3蛋白：＋　　⑤剖検例：－
③プリオン遺伝子変異：－　　⑥特記すべき検査値：－

ポイント：慢性硬膜下血腫除去術直後に発症した孤発性CJD例である。脳波に未だPSDの出現していない発症早期の脳MRI，特に拡散強調画像が診断の有力な根拠となった。

Fig.1　脳CT：CJD発症の2ヵ月前（2001年4月）。
　　　　左慢性硬膜下血腫を示す。

Fig.2　脳MRI：T2強調画像/1.5Tシーメンス社。発症から約1ヵ月目（2001年6月22日）。
　　　　MRI/T2強調画像にては特記すべき異常を認めない。

Fig.3　脳MRI：拡散強調画像。発症から約1ヵ月目（2001年6月22日）。
　　　　この尾状核頭部の出る水平断面像では，左前頭部にわずかの硬膜下血腫によるeffusion像の他に，大脳皮質では，左前頭葉，左側頭葉，左島部の皮質に強信号所見を認める。
　　　　大脳基底核では，やはり左の尾状核頭部に強調される高信号変化を認めた。左右の視床にも，やや高信号を認めるが，尾状核頭部の信号が優勢であった。

Fig.4　脳MRI：拡散強調画像。発症から約1ヵ月目（2001年6月22日）。
　　　　矢状面の左前頭葉，左側頭葉皮質，そして左右側頭葉皮質に対称性の高信号領域を認める。

Fig.5　脳MRI：拡散強調画像。発症から約3ヵ月目（2001年10月3日）。
　　　　前回にくらべ高信号領域が縮小するとともに，右前頭葉，帯状回，右島回に高信号領域を認める。脳室の拡大が示されている。

Fig.6　脳波：発症から約4ヵ月目（2001年10月29日）。
　　　　典型的なPSDを示す。

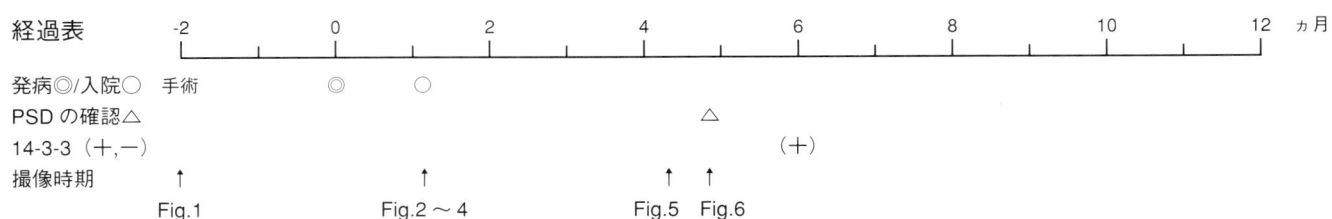

CASE 1

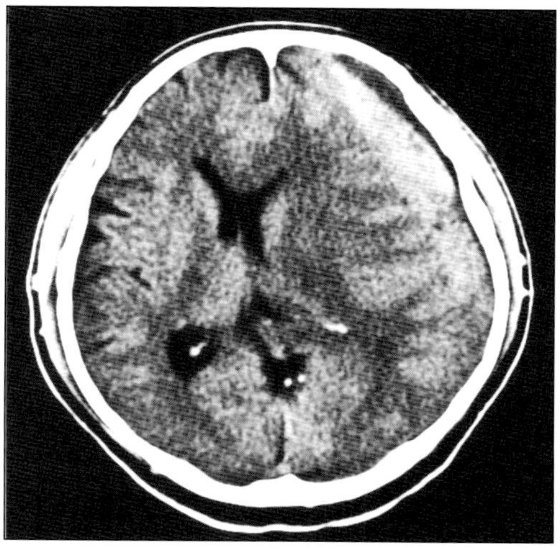

Fig.1

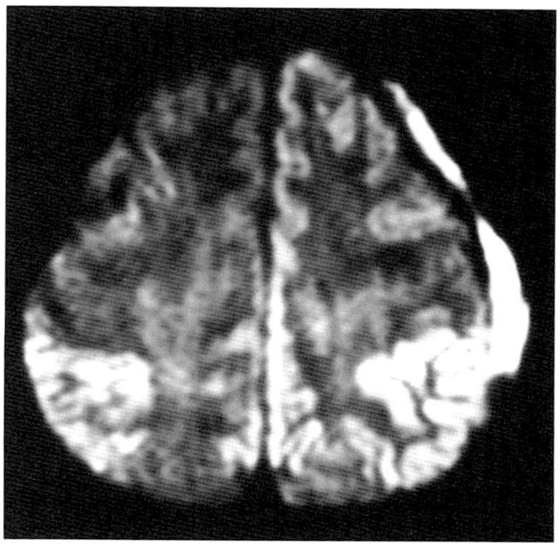

Fig. 4

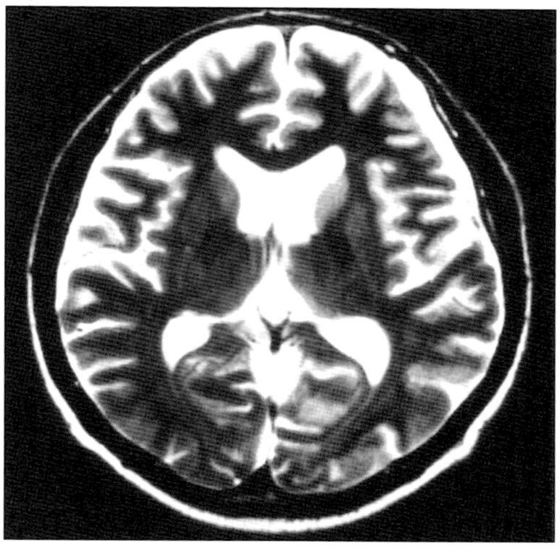

Fig. 2

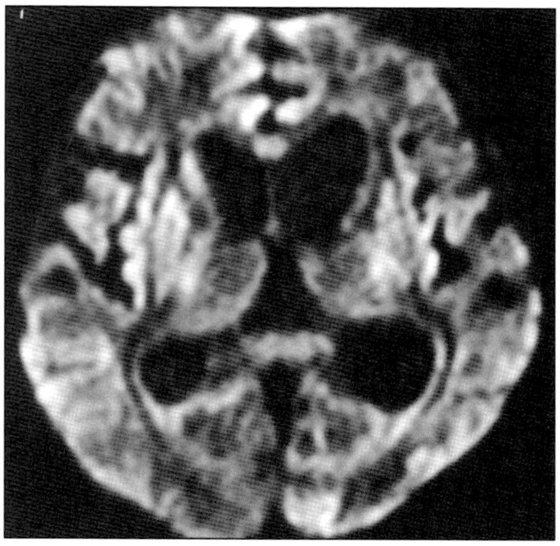

Fig. 5

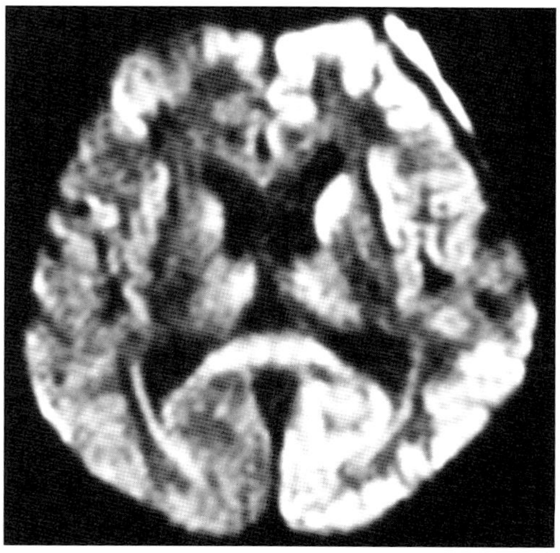

Fig. 3

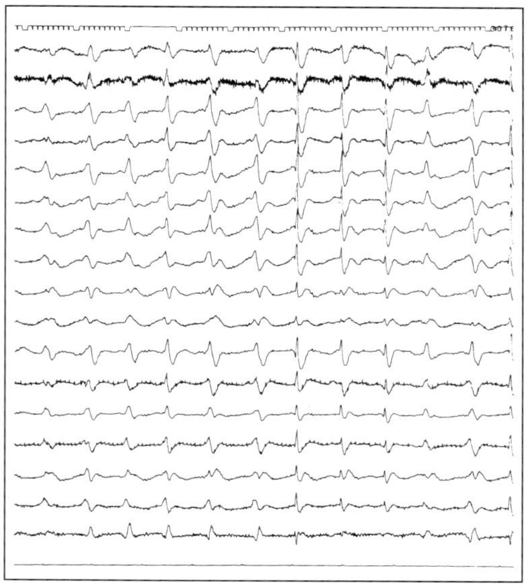
Fig. 6

参考文献

湯浅龍彦、根本英明、木村暁夫、他：慢性硬膜下血腫除去術直後に発症し、拡散強調 MR 画像が早期診断に有用であった Creutzfeldt-Jakob 病の 1 例．医療 55 ： 601-605，2001

湯浅龍彦

病初期にアテトーゼ様運動が出現した Creutzfeldt-Jakob 病の 1 例

診　　断：sCJD（definite）

経　　過：68歳（男性）

　1997年12月中旬，視野障害が出現，1998年1月右手の巧緻運動障害，歩行時のふらつきを主訴に1月6日当院を受診した。閉眼，開口命令に対する保持を認め，歩行は不安定，両腕の振りが少なく，左手指にピアノを弾くような動き認め，異常言動が見られるようになり，1月24日に入院した。

　入院後，急速に見当識障害は進行，無為状態となる。アテトーゼ様の不随意運動は左上肢，右上肢にも見られ約1ヵ月ほどで消失した。これと約2週間重複しながらミオクローヌスが四肢に出現した。3月には無動性言無の状態となり，6月には頚部背屈，四肢屈曲の状態となり，9月に肺炎を併発して死亡した。

検査成績：　①脳波のPSD：＋　　　④脳生検：－
　　　　　　②髄液の14-3-3蛋白：未検　⑤剖検例：－
　　　　　　③プリオン遺伝子変異：－　⑥特記すべき検査値：なし
　　　　　　（変異コドン：codon 129 Met/Met，codon 219 Glu/Glu）

ポイント：CJD病初期にアテトーゼ様の運動が観察され，hyperkinetic な型の臨床像を呈した。同時期の画像では，脳MRIにて尾状核，被殻のT2高信号と大脳皮質の軽度の萎縮，脳局所血流量SPECTでは前頭葉，側頭葉，一部の頭頂葉，視床の血流低下の所見を認めた。
本症例のように大脳基底核の萎縮したMRI所見は特異である。

Fig.1　a：脳MRI：T2強調画像。発症から約2ヵ月（1998年2月13日）。
　　　両側の尾状核，被殻の高信号と大脳皮質の軽度萎縮を認める。
　　　b：frontal horn span/intercaudate distance（FH/CC）ratio は1.8であった。
Age-matched の正常者では 2.2±0.2，Huntington 病は 1.6±0.1 であることから，軽度の尾状核の萎縮を認めた。

Fig.2　脳SPECT：^{99m}Tc-ECD-SPECT。発症から約1.5ヵ月（1998年1月30日）。
　　　両側の前頭葉，右側頭葉，両側頭頂葉，両側視床に一致して血流低下を認めた。
　　　Area 1,2：被殻，Area 3,4：側頭葉，Area 5,6：視床，Area 7,8：後頭葉
　　　全脳平均血流 39.72ml/100g/min に対して，特に視床 Area 5（右）24.73，Area 6（左）32.24 と明らかに低下していた。

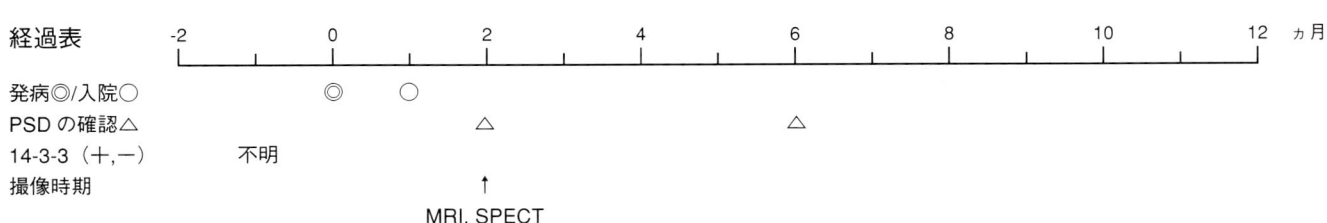

CASE 2

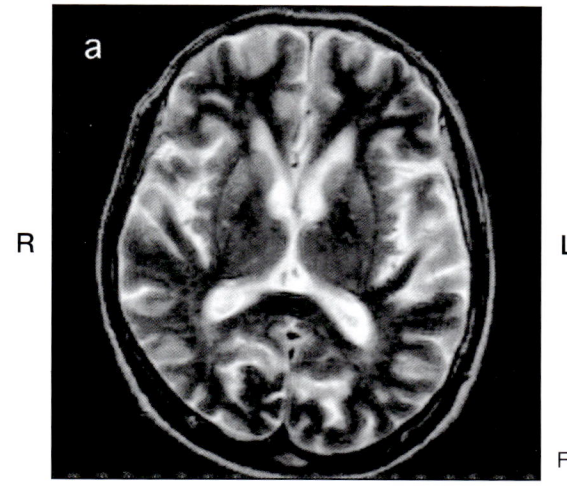

Fig.1a

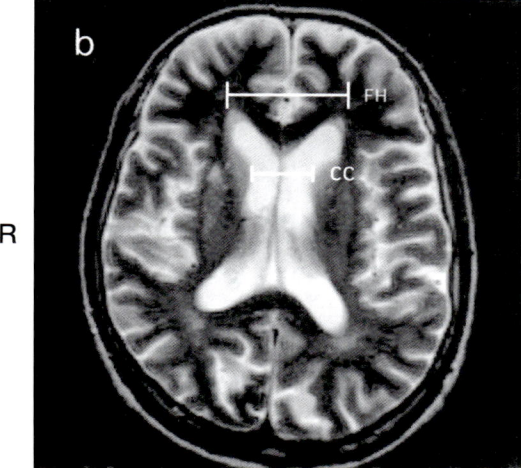

Fig.1b

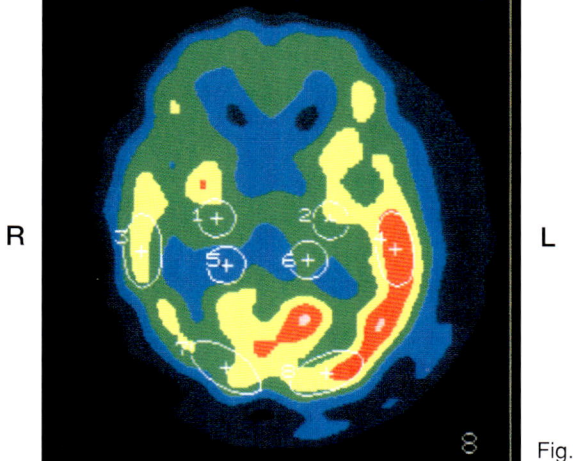

Fig.2

参考文献
1) Yoon SS, Chan S, Chin S, et al: MRI of Creutzfeldt-Jakob disease; Asymmetric high signal intensity of basal ganglia. Neurology 45: 1932-1933, 1995
2) Watanabe N, Seto H, Shimazu M, et al: Brain SPECT of Creutzfeldt-Jakob disease. Clin Nucl Med 21: 236-241, 1996

野村恭一・金子厚・島津邦男

孤発性 Creutzfeldt-Jakob disease の一例

診　　断：sCJD

経　　過：78歳（女性）
平成12年8月頃より物品の名称が出にくくなり，10月には数を50まで数えられなくなった。11月1日に近医に入院した。入院時の意識は清明，見当識は家族が認識できる程度で，口周囲と右上肢にミオクローヌスがみられた。7日には歩行不能，9日には傾眠傾向，27日には無動性無言の状態となった。

検査成績：
①脳波のPSD：＋　　　　④脳生検：－
②髄液の14-3-3蛋白：＋　⑤剖検例：－
③プリオン遺伝子変異：－　⑥特記すべき検査値：

ポイント：急速に進行する痴呆症状にミオクローヌスを伴い，無動性無言症に至った。脳波で周期性同期性放電が，MRIでは拡散強調画像で基底核と大脳皮質に左右非対称な高信号域が認められた。

Fig.1　頭部MRI：T1強調画像。発症から約4ヵ月目（平成11年11月26日）。
以下Fig.1から3までの水平断面像は基底核を通る面（A）および脳梁膨大部を通る面（B）である。左右対称に前頭葉皮質に軽度の萎縮像と軽度の脳室拡大を認める。

Fig.2　頭部MRI：T2強調画像。発症から約4ヵ月目（平成11年11月26日）。
左尾状核頭部，被殻で軽度の信号増強が認められる。また前頭葉皮質でもやや左優位に両側性に軽度の信号増強を認める。

Fig.3　頭部MRI：拡散強調画像。発症から約4ヵ月目（平成11年11月26日）。
左尾状核頭部および被殻に信号増強を認めた（A）。また前頭，頭頂および側頭葉皮質にも信号増強を認め（A, B），脳梁膨大部でも信号増強を認めた（B）。

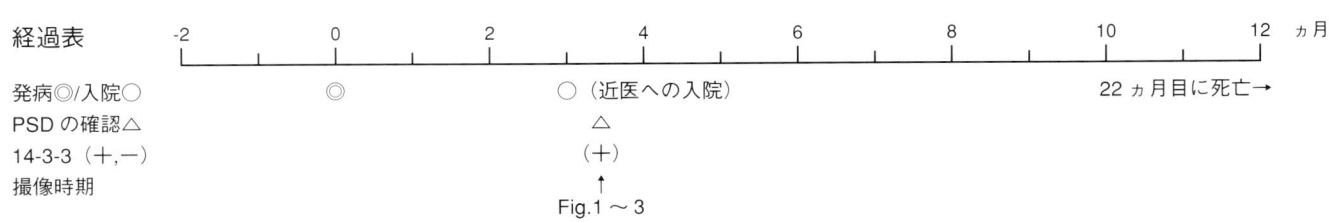

CASE 3

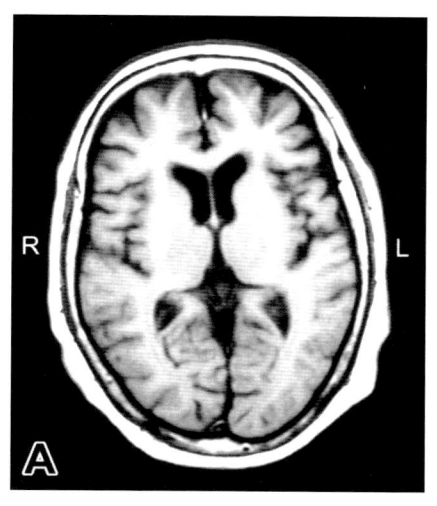

Fig.1a

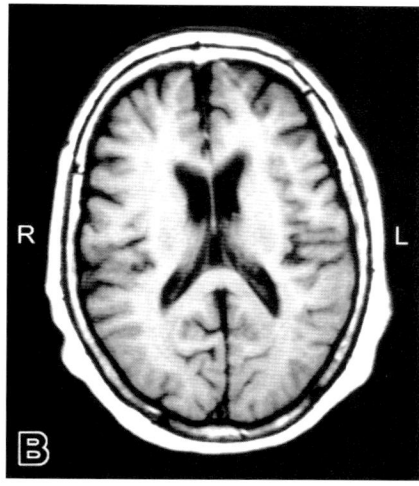

Fig.1b

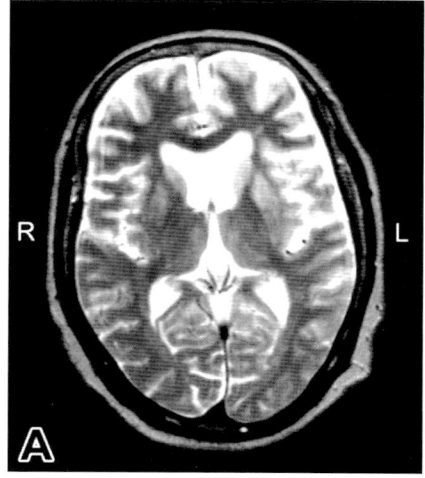

Fig.2a

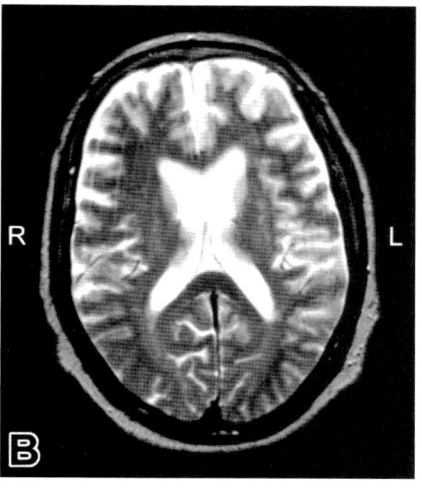

Fig.2b

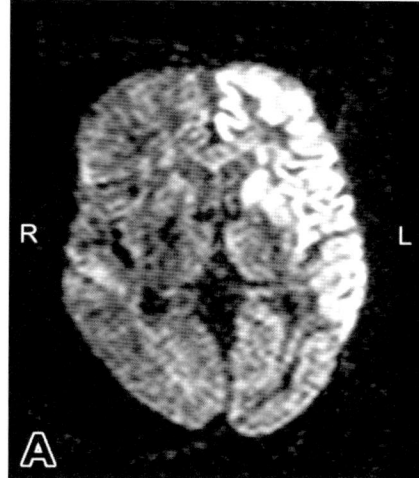

Fig.3a

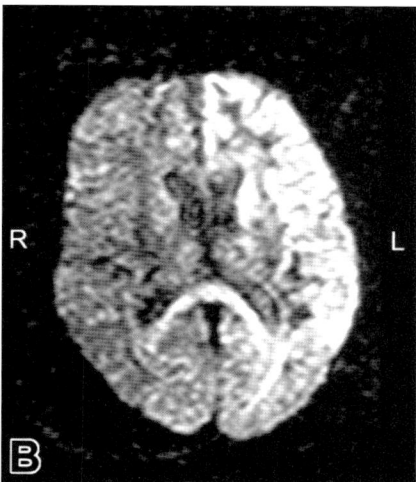

Fig.3b

参考文献

馬木良文，乾俊夫，松下隆哉，他：孤発性 Creutzfeldt-Jakob disease の一例 —終末期の気管切開と人工呼吸器をどうすべきか— 医療 55：597-600, 2001

全経過1年半，軽度の画像変化にとどまった sCJD

診　　断： sCJD（possible）

経　　過： 69歳（男性）
平成5年頃から頭重感にて時々頭部 MRI が撮られていた。平成8年11月頃から物忘れで発症。手のふるえ，失見当識を呈す。平成9年10月には，歩行困難となり，急速に akinetic mutism となった。平成10年5月に逝去。

検査成績：　①脳波の PSD ：－　　　④脳生検：－
　　　　　　②髄液の 14-3-3 蛋白：－　⑤剖検例：－
　　　　　　③プリオン遺伝子変異：－　⑥特記すべき検査値：－

ポイント： 69歳高齢の sCJD 例。死亡4ヵ月前の頭部 MRI にてはじめて軽度の変化を認めた。T1 強調画像にて，皮質の萎縮。脳室（側脳室）の軽度拡大。脳梁の軽度萎縮。そして T2 強調画像にて，尾状核，被殻の高信号である。平成9年10月のプロトン密度画像で前頭葉皮質の萎縮の判定が容易である。

Fig.1　頭部 MRI ： T1 強調画像。発症から7ヵ月目（1997年6月23日）。
　　　本画像に異常を指摘できない。

Fig.2　頭部 MRI ： T2 強調画像。発症から7ヵ月目（1997年6月23日）。
　　　本画像に異常を指摘できない。

Fig.3　頭部 MRI ：プロトン密度画像。発症から7ヵ月目（1997年6月23日）。
　　　本画像に異常を指摘できない。

Fig.4　頭部 MRI ： T1 強調画像。発症から約14ヵ月目（2000年1月8日）死亡の4ヵ月前。
　　　発症14ヵ月目にして，ようやく前頭葉皮質の軽度の萎縮を認める。随伴して，脳梁の萎縮，側脳室の拡大を認める。

Fig.5　頭部 MRI ： T2 強調画像。発症から約14ヵ月目（2000年1月8日）死亡の4ヵ月前。
　　　Fig.4と同日の MRI。左右の尾状核頭部，被殻の信号強度が強まり，左右の視床と比しても明らかにこれらの信号が強まっている。

Fig.6　頭部 MRI ：プロトン密度画像。発症より11ヵ月目（1997年10月8日）。
　　　このプロトン密度画像では，前回のもの（Fig.3）に比して，大脳前頭葉皮質に萎縮を認める。相対的に頭頂葉，後頭葉の信号強度が強まっている。

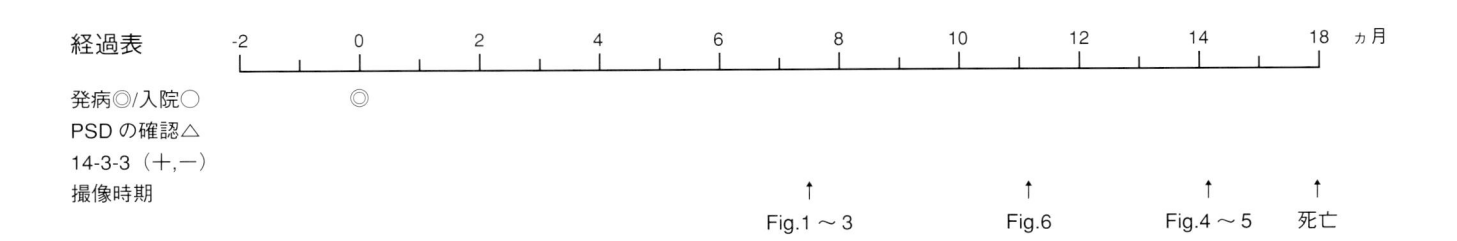

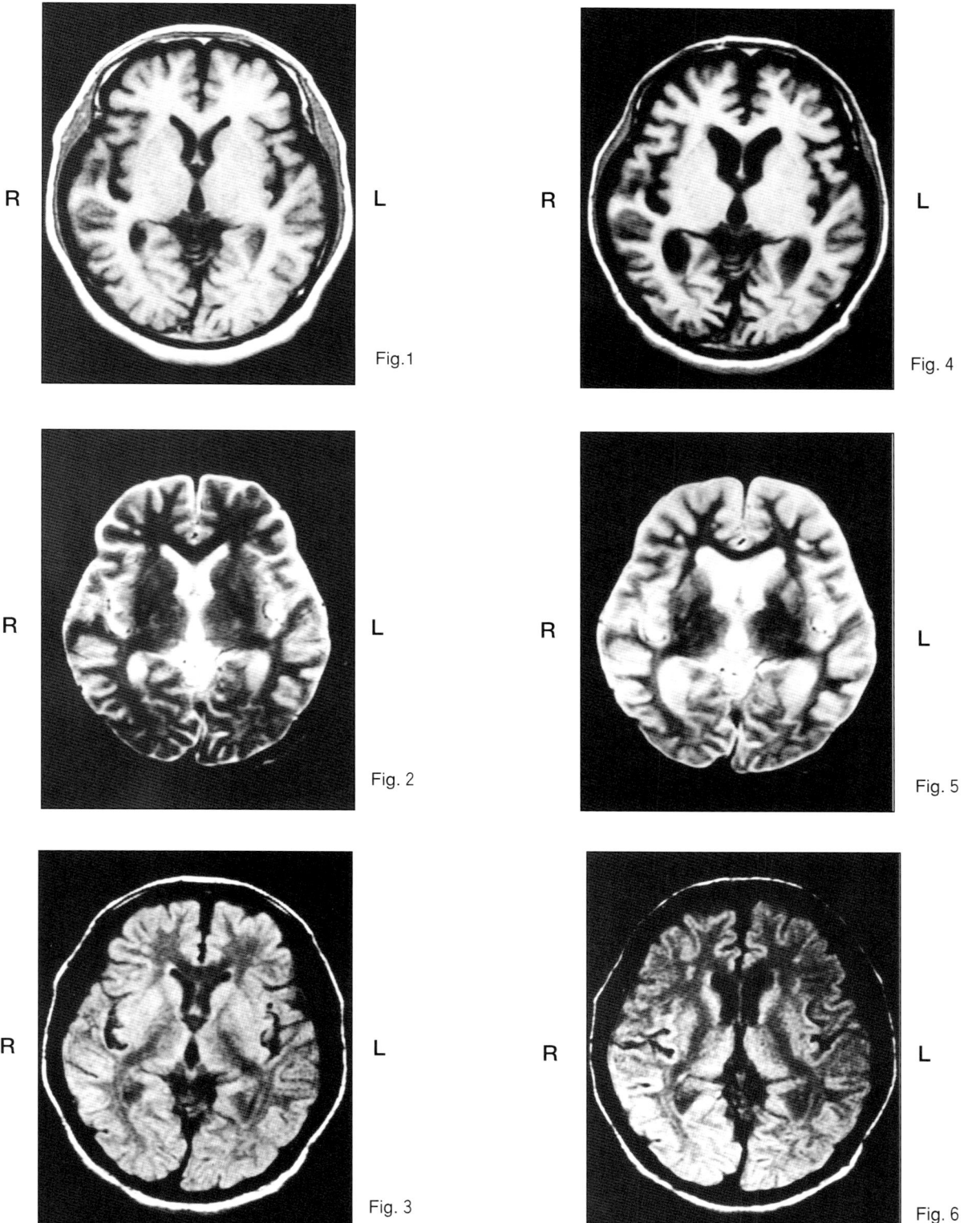

Fig. 1
Fig. 2
Fig. 3
Fig. 4
Fig. 5
Fig. 6

発症時に脳波・MRI 上に左右差を認めた孤発性 CJD

診　　断：sCJD（probable）

経　　過：71 歳（女性）

一人住まいで，生活は自立していた。2000 年 1 月 19 日　息子が電話をかけたところ，「お前に何度も電話したがつながらない」と泣きじゃくるなど性格変化が感じられた。1 月 20 日　息子が訪問すると，話し方がいつもと違っていて，呂律が回らない感じだった。以降，徐々に，歩行がすり足様になった。意味不明な言葉やお経を唱える，夜中に外に出ようとしたり，物を片づけようとしたりするという行動異常，身の回りのことを気にしなくなる，生活がだらしなくなるなどの性格変化が出現した。

1 月 26 日　当科緊急入院。

検査成績：　①脳波の PSD：＋　　　　　④脳生検：－
　　　　　　②髄液の 14-3-3 蛋白：未検　⑤剖検例：－
　　　　　　③プリオン遺伝子変異：－　　⑥特記すべき検査値：髄液 NSE 210

ポイント：発症早期（約 10 日）から臨床経過および画像を継続して観測し得た貴重なケース。発症早期には病変に左右差が明確に認められ，約 1 ヵ月半を経過して左右差がなくなっていくのを画像にて確認した。

Fig.1　脳 MRI：T2 強調画像/1.5T シーメンス社。発症から 10 日（2000 年 1 月 26 日）。
　　　　左尾状核に淡い強信号所見を認める。

Fig.2　脳 MRI：拡散強調画像/1.5T シーメンス社。発症から 10 日（2000 年 1 月 26 日）。
　　　　左尾状核に強信号所見を認める。

Fig.3　脳 MRI：拡散強調画像/1.5T シーメンス社。発症から 10 日（2000 年 1 月 26 日）。
　　　　左尾状核および左後頭葉に強信号所見を認める。

Fig.4　脳 SPECT：ECD。発症から 20 日（2000 年 2 月 4 日）。
　　　　左前頭葉から側頭葉にかけて血流の低下を認める。

Fig.5　脳波：発症から 10 日（2000 年 1 月 26 日）。
　　　　左 PLEDS 所見を認める。

Fig.6　脳波：発症から 1 ヵ月半（2000 年 2 月 29 日）。
　　　　典型的な PSD 所見を認める。

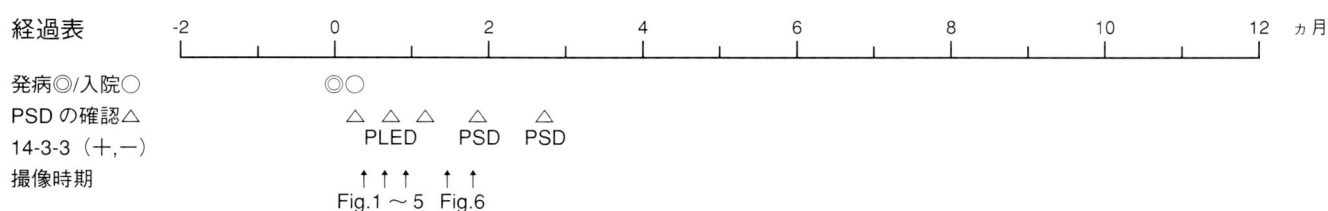

CASE 5

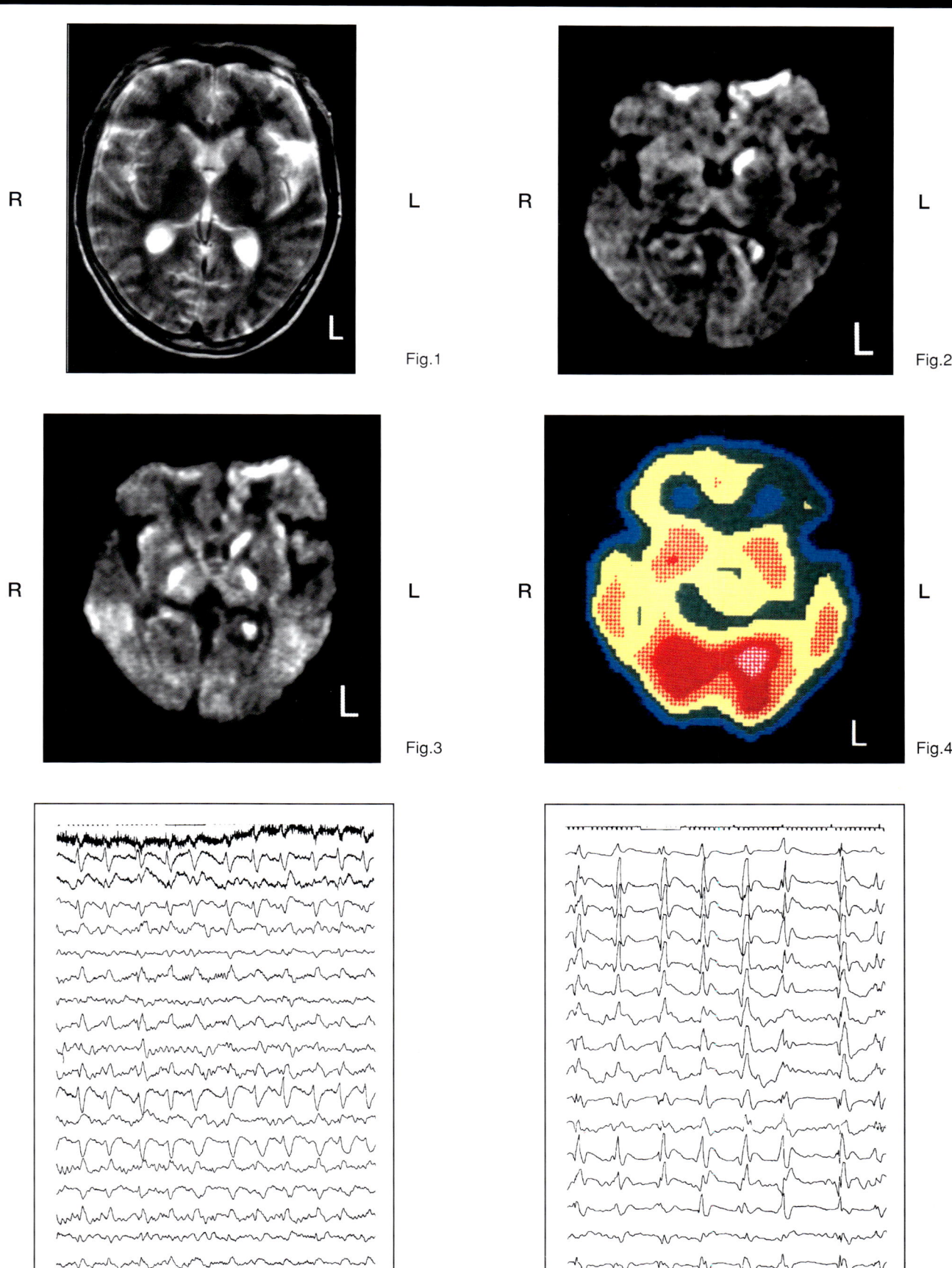

発症早期に舞踏運動が前景にたった孤発性CJD

診　　断： sCJD（probable）

経　　過： 63歳（男性）
平成13年5月より，続けて2度の接触事故を起こした。6月下旬より反応が鈍くなり，四肢や頸部に舞踏運動が出現した。7月13日N脳外科病院で頭部MRIの異常を指摘され，8月1日大分医大第3内科入院。急速に記名力障害が進行し，8月半ばには意思の疎通が取れなくなった。舞踏運動は9月にはみられなくなった。9月後半に手指にミオクローヌス出現，脳波でPSDを認めた。12月後半にはミオクローヌス消失し，平成14年1月の脳波ではPSDは消失し，平坦に近い波形となった。平成14年4月30日から西別府病院に入院，無動無言の状態である。

検査成績：　①脳波のPSD：＋　　　　　④脳生検：－
　　　　　　②髄液の14-3-3蛋白：＋　　⑤剖検例：－（生存中）
　　　　　　③プリオン遺伝子変異：－　　⑥特記すべき検査値：なし

ポイント：歩行障害，記名力障害で発症し，急速に症状が進行した症例で，当初，舞踏運動が前景にたち，ミオクローヌスやPSDが認められず，非典型的なCJDであったが，頭部MRIのT2強調画像，FLAIR像，拡散強調画像で特徴的な高信号域がみられた。その後，ミオクローヌス，PSDが出現した。

Fig.1　脳MRI：T1強調画像。発症から約2ヵ月目（2001年7月13日）。
　　　MRI／T1強調画像にては特記すべき異常は認めない。

Fig.2　脳MRI：T2強調画像。発症から約2ヵ月目（2001年7月13日）。
　　　MRI／T2強調画像にて尾状核，被殻にほぼ対称性の高信号域を認める。

Fig.3　脳MRI：FLAIR像。発症から約2ヵ月目（2001年7月13日）。
　　　MRI／FLAIR像にて尾状核，被殻にほぼ対称性の高信号域を認める。また，前頭葉内側白質にも同様な高信号域を認めた。

Fig.4　脳MRI：拡散強調画像。発症から約4ヵ月目（2001年9月10日）。
　　　両側の尾状核，被殻および右後頭葉皮質に高信号域を認める。脳室の拡大もみられる。

Fig.5　脳MRI：T2強調画像。発症から約6ヵ月目（2001年11月8日）。
　　　大脳の萎縮，脳室の拡大が明らかである。両側の尾状核，被殻は高信号域であるが，萎縮が認められる。

Fig.6　脳MRI：T2強調画像。発症から約10ヵ月目（2002年3月14日）。
　　　大脳の萎縮，脳室の拡大が著明となっている。大脳白質は広範囲に高信号域を示している。

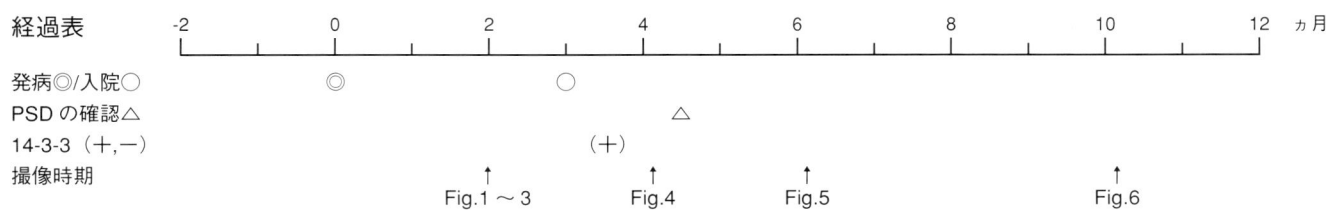

CASE 6

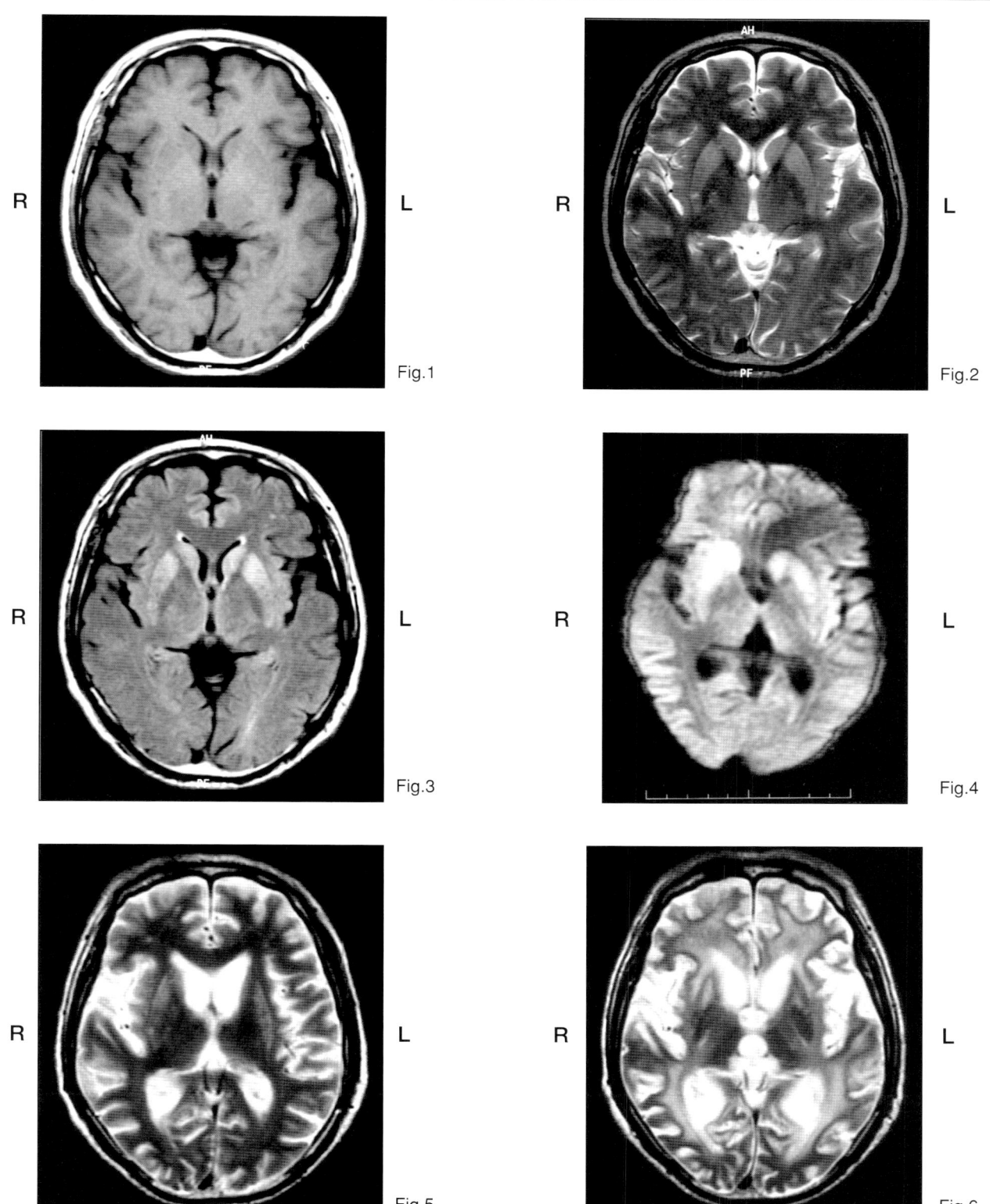

Fig.1
Fig.2
Fig.3
Fig.4
Fig.5
Fig.6

慢性関節リウマチの経過中にミオクローヌスで発病したsCJD

診　　断：sCJD（probable）

経　　過：50歳（女性）

　36歳時胆嚢手術。当時から慢性関節リウマチ罹患。1995年5月めまい感。7月左手足のふるえ，歩行困難を来し入院。動作時ミオクローヌス，左腱反射亢進を認めた。CT，MRIには異常なし。脳波基礎波に7，8Hz徐波。SPECTで右前頭側頭部の灌流低下を認めた。入院1週後には歩行不能。9月初めのHDS-R17/30。9月脳波はさらに徐波化し周期的な高振幅鋭・徐波が出現。10月意識障害進行し持続的となった。CT上の変化は10月末までなし。11月から12月の間に急に脳萎縮が出現した。11月末典型的PSD出現。1996年2月26日没。

検査成績：　①脳波のPSD：＋　　　　④脳生検：－
　　　　　　②髄液の14-3-3蛋白：　　⑤剖検例：－
　　　　　　③プリオン遺伝子変異：－　⑥特記すべき検査値：

ポイント：動作時ミオクローヌスで発症、クロナゼパム，バルプロ酸の効果は少なかった。脳波基礎波の徐波化，SPECT上右半球前頭側頭部の灌流低下がCT，MRI上の変化より先行した。CT上の脳萎縮は発病から半年後に急速に出現した。

Fig.1　脳MRI：（1995年7月28日）。
　　　左側脳室は右より大きい。

Fig.2　脳SPECT：（1995年8月10日）。
　　　右前頭側頭部の灌流低下。

Fig.3　脳波：（1995年9月21日）。
　　　高振幅鋭波，徐波の左優位な周期的出現。

Fig.4　脳CT：（1995年10月5日）。
　　　脳萎縮は目立たない。

Fig.5　脳波：（1995年12月7日）。
　　　PSDに近い波形の出現。

Fig.6　脳CT：（1995年12月11日）。
　　　脳萎縮の出現。

Fig.7　脳CT：（1996年1月8日）。
　　　脳萎縮の進行。

Fig.8　脳CT：（1996年2月13日）。
　　　著明な脳萎縮。

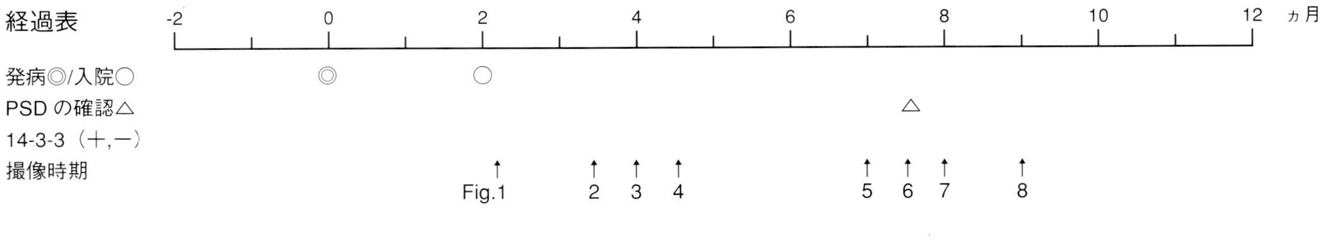

CASE 7

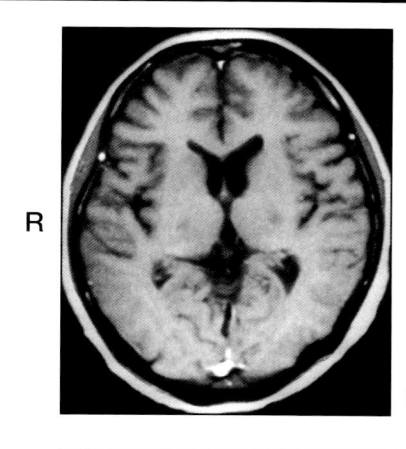
Fig.1

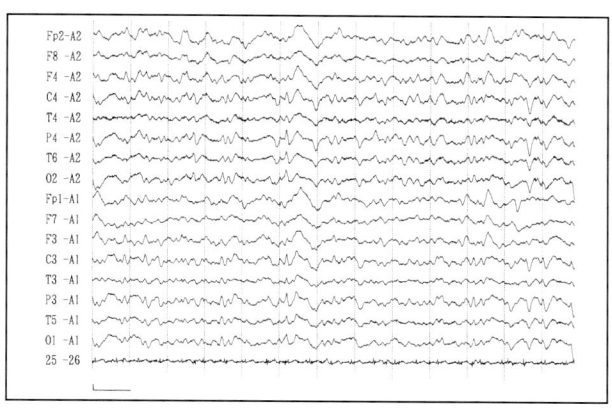
Fig.2

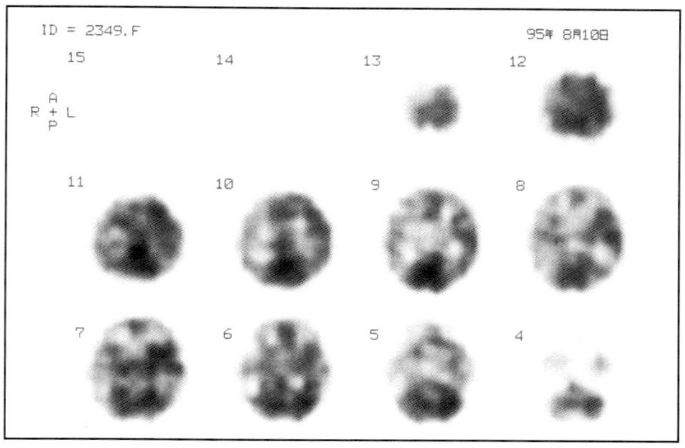

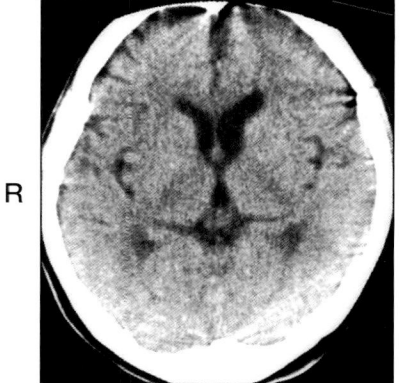
Fig.3

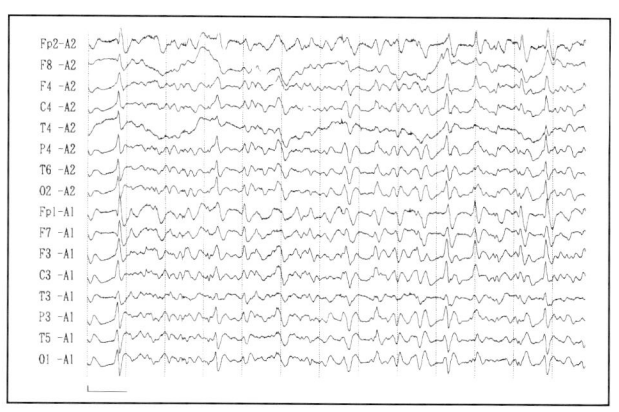
Fig.4

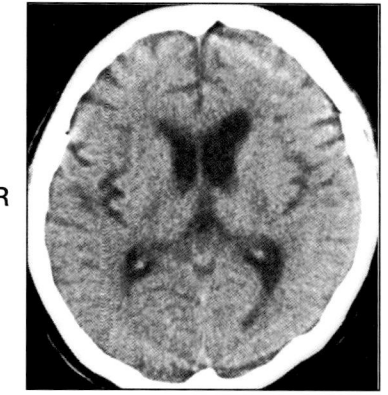
Fig.5

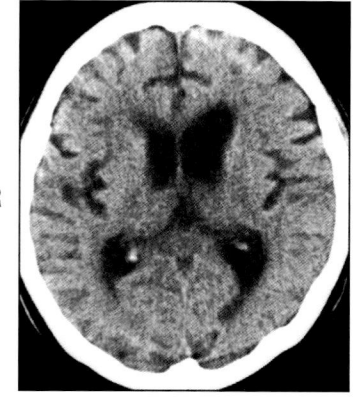
Fig.6

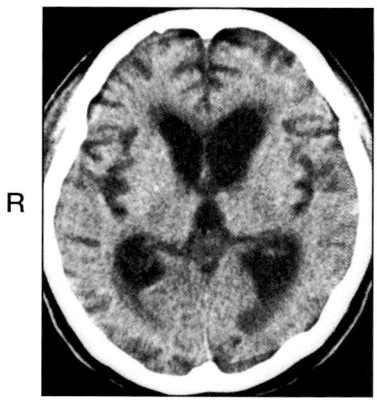
Fig.7

Fig.8

林泰明

皮質性感覚障害，ミオクローヌスで発病した sCJD

診　　断：sCJD

経　　過：68歳（女性）

1996年9月右足のしびれ，1997年2月歩行困難，右足の不随意運動を生じた。さらに右手指も不自由となり入院。右上下肢の協調運動障害，錐体路徴候，ミオクローヌス，右下肢筋力低下，右半身の全感覚障害，特に右手の皮質性感覚障害を認めた。症状は進行し4月 HDS-R10点以下，ミオクローヌ増強，随意運動困難となり，5月摂食不能，全介助となった。1998年9月没。

検査成績：　①脳波のPSD：＋　　　④脳生検：－
　　　　　　②髄液の14-3-3蛋白：　⑤剖検例：－
　　　　　　③プリオン遺伝子変異：－　⑥特記すべき検査値：

ポイント：68歳発病のsCJD例。進行性に左半球障害の神経症候を示しPSD，脳萎縮の出現に先立ちSPECTでの左頭頂葉の灌流低下，脳波基礎波の左右差（左側の徐波化），周期的な高振幅鋭波の出現がCJDを強く疑わせた。

Fig.1　脳SPECT：（1997年3月25日）。
　　　左頭頂葉灌流低下。

Fig.2　脳波：（1997年4月4日）。
　　　左半球基礎波の徐波化。

Fig.3　脳波：（1997年4月21日）。
　　　鋭波の周期的出現。

Fig.4　脳CT：（1997年4月19日）。
　　　脳萎縮は目立たない。

Fig.5　脳CT：（1997年9月30日）。
　　　著明な萎縮。

Fig.6　脳波：（1997年10月9日）。
　　　PSDの出現。

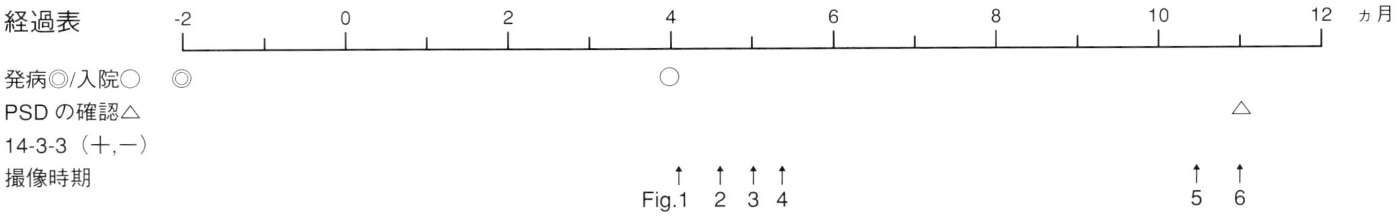

CASE 8

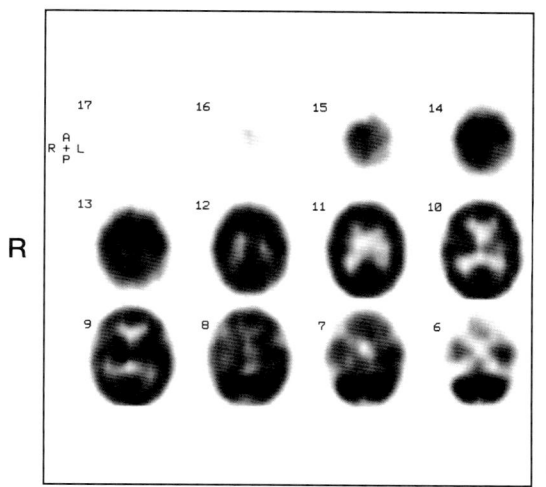
Fig.1

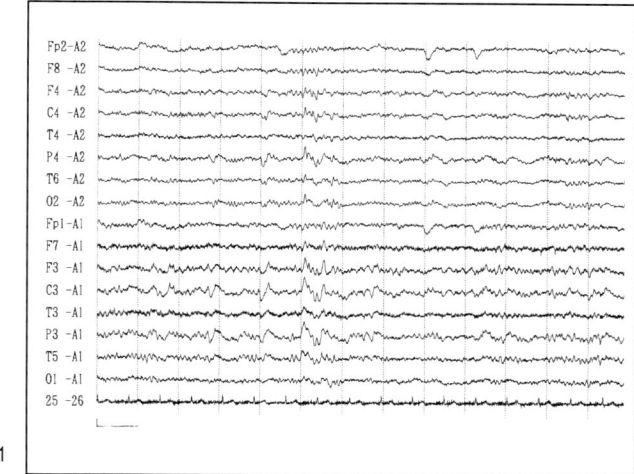
Fig.2

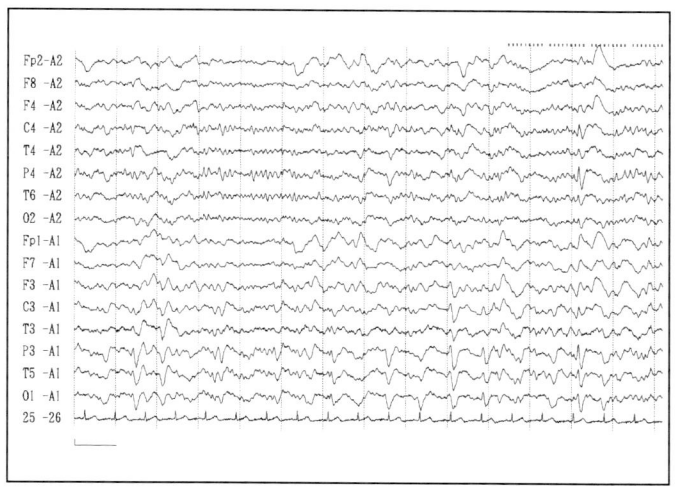
Fig.3

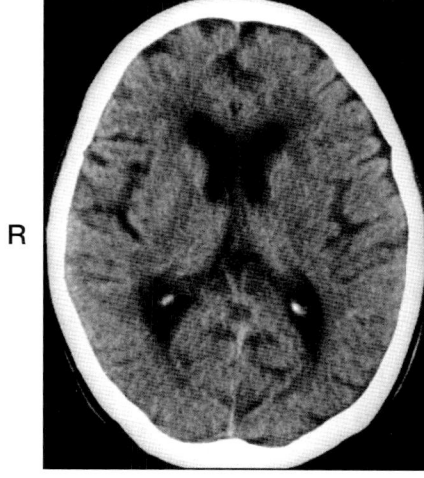
Fig.4

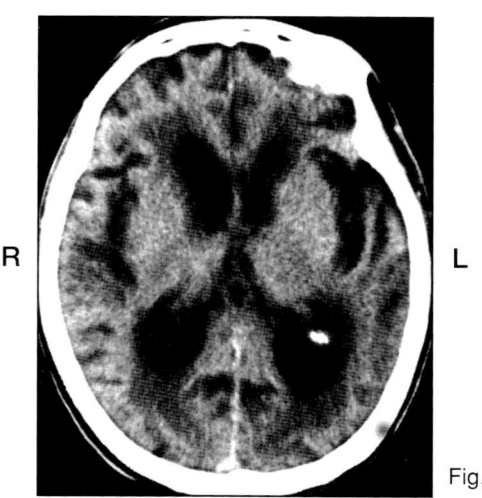
Fig.5

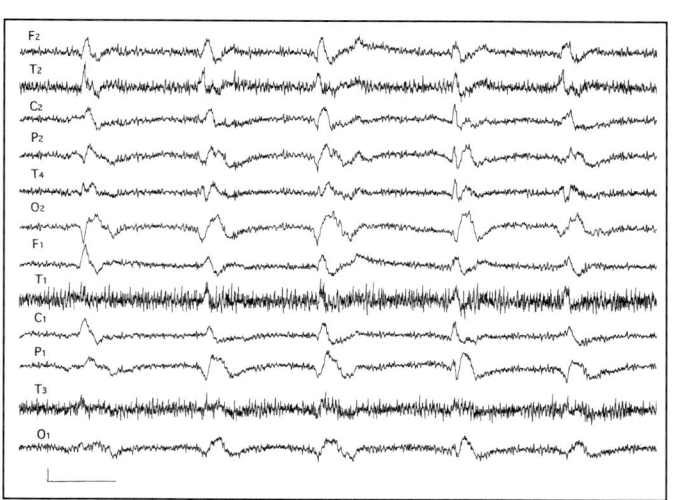
Fig.6

精神症状で発症し，急激な経過を示した CJD

診　　断：sCJD（definite）

経　　過：62歳（女性）

2002年1月末，左手首以下の違和感・頭痛が出現，2月はじめから眩暈感・不安感・注意力散漫が加わり，緊張時に左上肢が屈曲・挙上してしまうようになった。2月21日当院外来初診，動作緩慢・両上肢の固縮・左上肢の dystonic posture を認めた。HDS-R では 25/30 であった。何らかの脳症を疑われ，3月4日入院した。入院後不穏・不随意運動・食思不振が増強し，3月11日から自発動作・開眼がみられなくなった。急激な精神症状の増悪・myoclonic IVM から CJD・ACTH 単独欠損症などが疑われ，3月13日からステロイドパルス療法を施行したが，15日には唾液の誤嚥がみられるようになった。またこの頃から generalized seizure がみられるようになったため，AED を併用し，経管栄養を開始した。3月26日の脳波で PSD が確認され，CJD の確定診断となった。

検査成績：　①脳波の PSD：＋　　　　④脳生検：−
　　　　　　②髄液の 14-3-3 蛋白：−　⑤剖検例：−
　　　　　　③プリオン遺伝子変異：−　⑥特記すべき検査値：

ポイント：精神症状で発症し，約1ヵ月半で完全臥床状態となった孤発性 CJD

Fig.1　脳 MRI：T1 強調画像/0.5T Phillips 社。発症から約1ヵ月（2002年2月）。
　　　 病初期にはほとんど変化は認められない。

Fig.2　脳 MRI：T1 強調画像/0.5T Phillips 社。発症から7ヵ月（2002年8月）。
　　　 前頭葉を中心に著明な萎縮を認める。

Fig.3　脳波：発症から1ヵ月～6ヵ月。
　　　 発症後1ヵ月～6ヵ月の脳波の変化。2ヵ月目から PSD が認められる。

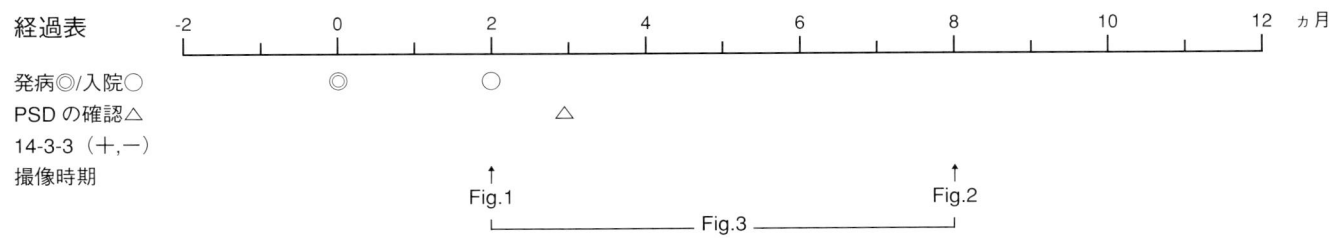

CASE 9

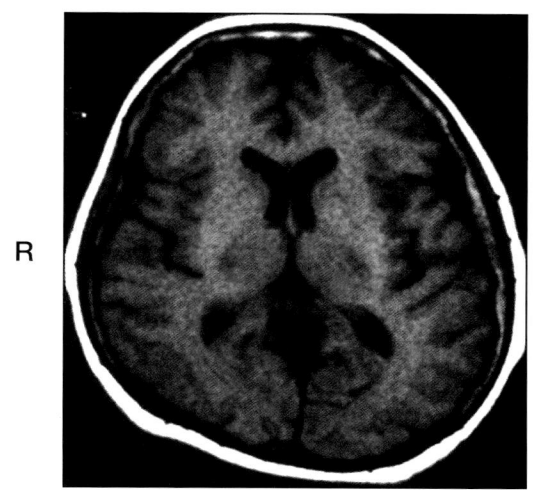

Fig.1

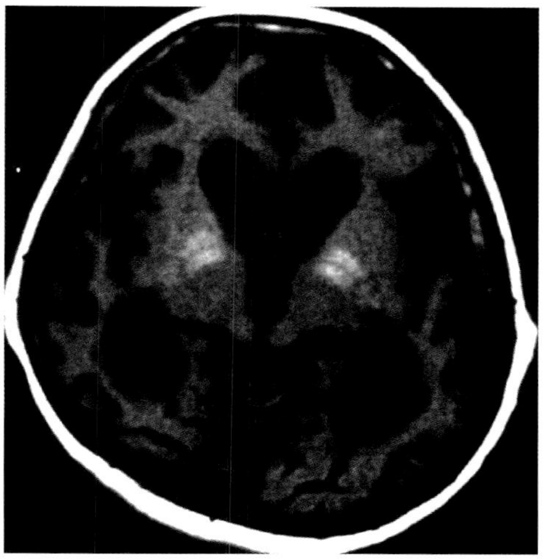

Fig.2

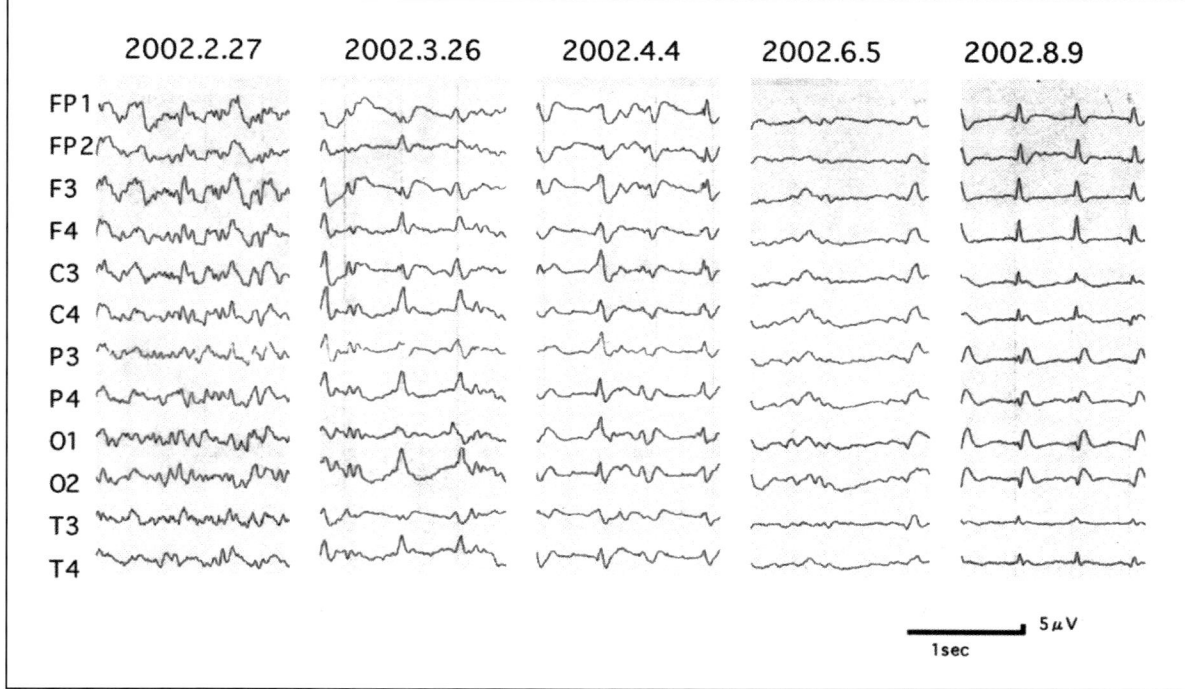

Fig.3

被害妄想などの精神症状で発症した sCJD

診　　断：sCJD

経　　過：54歳（女性）

平成13年11月頃より職場の対人関係に関連した被害妄想が出現し，約1ヵ月後に退職。次第に物忘れが目立つようになり，自分の車を運転中に帰り道が分からなくなるなど地誌的見当識障害も加わった。精神科を受診した後に，平成14年1月当科に紹介された。初診時，表情はうつ的で幻聴あり。ミニメンタル25点。歩行に際して時にふらつきがみられるが，局所的な神経所見は明らかでなく，不随意運動も認めない。

検査成績：
①脳波のPSD：＋
②髄液の14-3-3蛋白：＋
③プリオン遺伝子変異：未施行
④脳生検：未施行
⑤剖検：未施行
⑥特記すべき検査値：なし

ポイント：精神症状で発症した孤発性のCJDである。痴呆が比較的軽度で，不随意運動が未だ出現していない時期のMRI所見（T2，flair，拡散強調）を示す。右半球大脳皮質と右尾状核に異常信号が認められるが，拡散強調画像で最も明瞭に描出されている。

Fig.1 脳MRI：FLAIR画像/0.5T島津製作所。発症から約2ヵ月（2002年1月10日）。
初診時FLAIR画像。一見異常を認め難いが，右尾状核頭や前頭葉皮質に淡い高信号がみられる。

Fig.2 脳MRI：T2強調画像/1.5Tシーメンス社。発症から約2ヵ月（2002年1月16日）。
右尾状核頭がやや高信号。右前頭葉皮質がわずかに厚く，高信号となっている。

Fig.3 脳MRI：FLAIR画像/1.5Tシーメンス社。発症から約2ヵ月（2002年1月16日）。
T2強調画像に比べ所見が明らかで，右半球全体に皮質の信号が上昇している。

Fig.4 脳MRI：拡散強調画像/1.5Tシーメンス社。発症から約2ヵ月（2002年1月16日）。
右尾状核頭と大脳皮質に広範な高信号域がみられる。

Fig.5 MRS：MR Spectroscopy/1.5T GE社。発症から約2ヵ月（2002年1月16日）。
ChoとNAAの軽度低下を認める。

Fig.6 脳MRI：T2強調画像/0.5T島津製作所。発症から約6ヵ月（2002年5月23日）。
萎縮が著明に進行した。

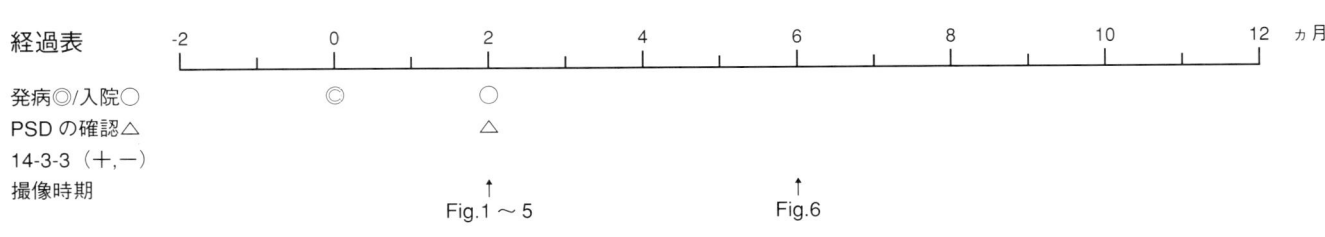

CASE 10

Fig.1

Fig.2

Fig.3

Fig.4

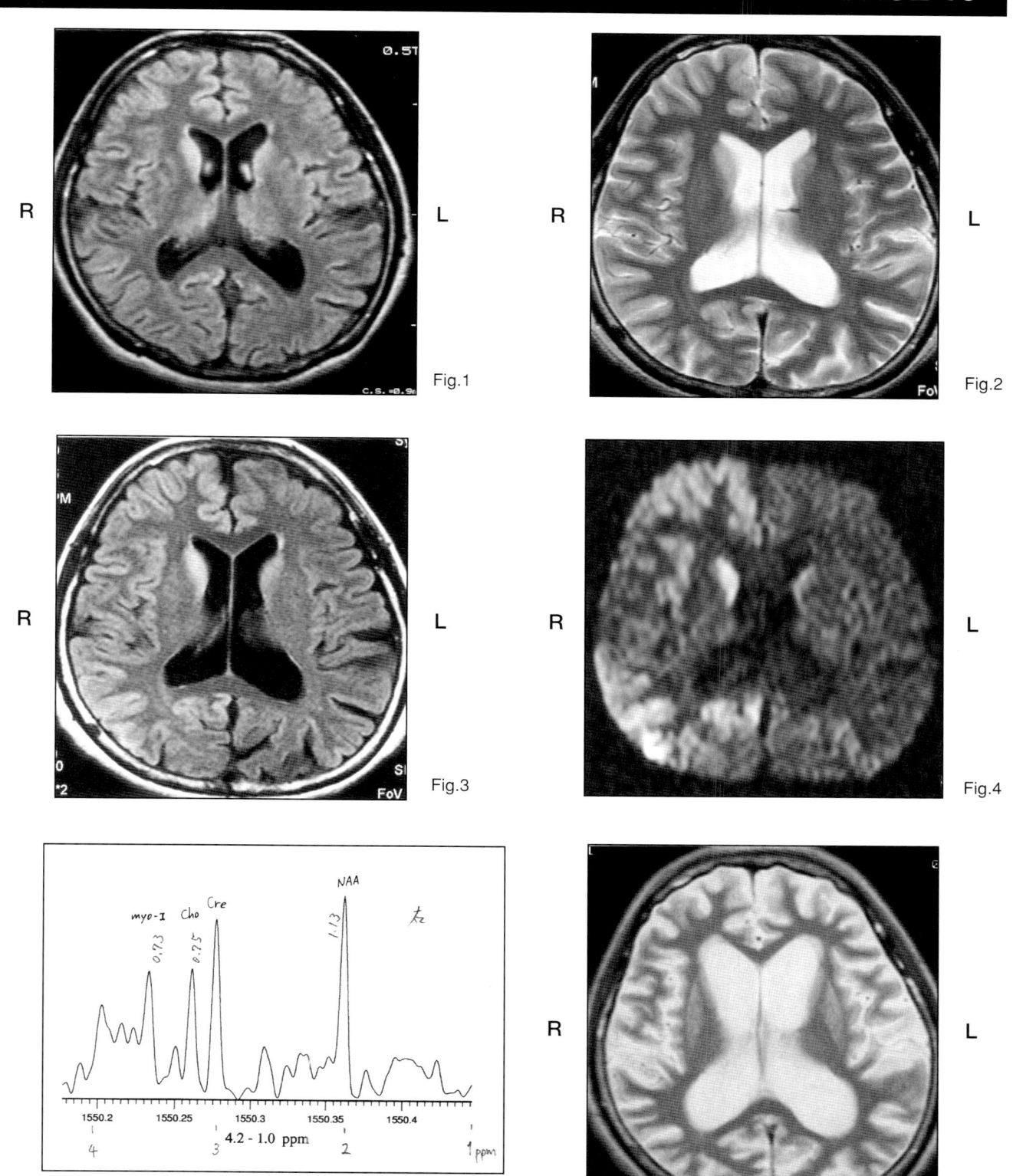

Fig.5

Fig.6

ミオクローヌスに対しpiracetam投与が有効と考えられた孤発性CJD

診　　断：sCJD（probable）

経　　過：72歳（女性）

2001年5月中旬からめまい感出現，下旬に四肢の失調症を認め，他院脳神経外科入院。6月中旬からミオクローヌス出現。CZPを投与するとミオクローヌスは軽減するが無呼吸となるため断念。7月30日当院へ転院。転院時は失外套症候群の状態で，四肢，顔面筋にミオクローヌスを認めた。激しいミオクローヌスによって下口唇を咬むため出血し，呼吸とともに血液を口腔から噴き出す状態であった。少量のCZP（0.3mg/日）投与では改善しないためpiracetamを併用したところミオクローヌスは著明に減少した。2002年4月6日に逝去。剖検をおこなった。

検査成績：
①脳波のPSD：＋
②髄液の14-3-3蛋白：不明
③プリオン遺伝子変異：不明
④脳生検：－
⑤剖検例：＋
⑥特記すべき検査値：

ポイント：CJDのミオクローヌスに対するpiracetam使用の報告[1,2]は少ない。本例はミオクローヌスの著減により血液の排出が消失したため，家族や医療従事者への感染の危険や室内の減菌洗浄などの負担が減少した孤発性CJD例である。

Fig.1　脳CT：発症から2ヵ月後（2001年7月27日）。
　　　両側側脳室後角の軽度の拡大を認める。
Fig.2　脳CT：発症から6ヵ月後（2001年11月6日）。
　　　大脳皮質はびまん性に萎縮し両側側脳室は著明に拡大している。側脳室前角と後角に接した深部白質にはPVLを認める。
Fig.3　脳CT：発症から11ヵ月後（2002年4月3日）。
　　　大脳皮質の萎縮は進行し両側側脳室はさらに高度に拡大している。
Fig.4　肉眼的解剖所見
　　　両側側脳室の拡大を認めるが，死亡直前の画像（Fig.3）と比較して高度な脳萎縮という印象に乏しい。
Fig.5　脳波：発症から1ヵ月後（2001年6月22日）。
　　　典型的なPSDを認める。
Fig.6　脳波：発症から6ヵ月後（2001年11月5日）。
　　　発症の1ヵ月後の脳波（Fig.5）に比しPSDの頻度，振幅ともに低下している。
Fig.7　脳波：発症から11ヵ月後（2002年4月3日）。
　　　筋電図の混入で判読し難いが稀に頭頂〜後頭葉に低振幅のα波を示す以外はPSDを含め脳波活動がほとんど認められない。

なお，脳波は上から順にFp$_1$-A$_1$, Fp$_2$-A$_2$, F$_3$-A$_1$, F$_4$-A$_2$, C$_3$-A$_1$, C$_4$-A$_2$, P$_3$-A$_1$, P$_4$-A$_2$, O$_1$-A$_1$, O$_2$-A$_2$, F$_7$-A$_1$, F$_8$-A$_2$, T$_3$-A$_1$, T$_4$-A$_2$, T$_5$-A$_1$, T$_6$-A$_2$誘導の記録である。

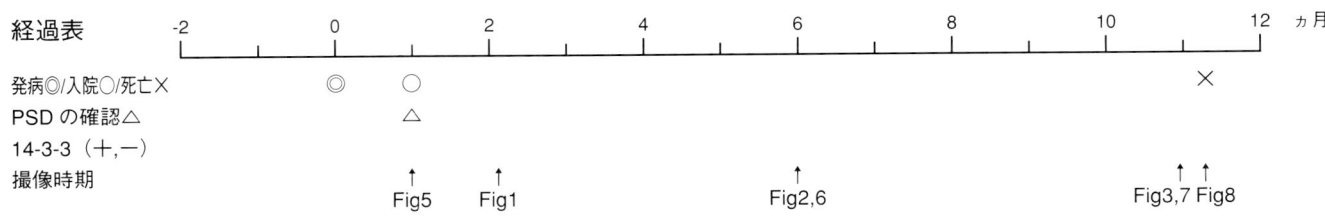

その1：全経過の観察と剖検を行えた症例　　CASE 11

Fig.1

Fig.2

Fig.3

Fig.4

Fig.5

Fig.6

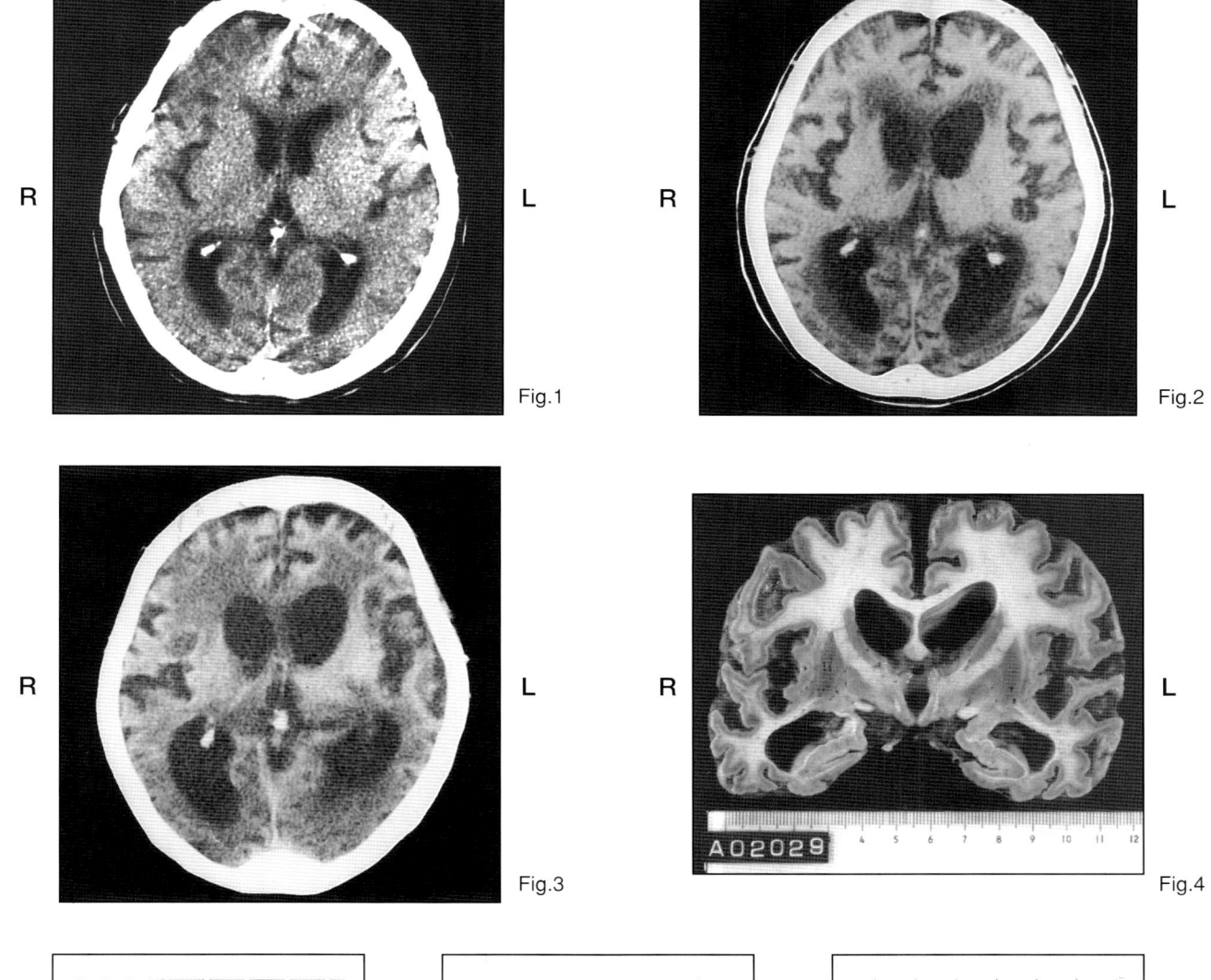

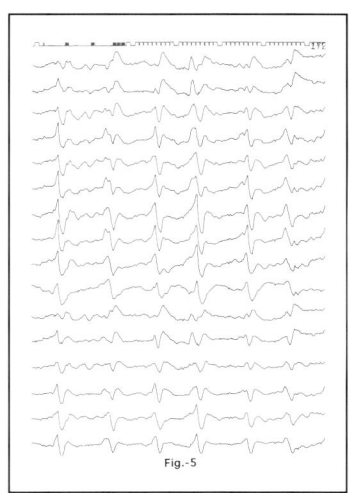

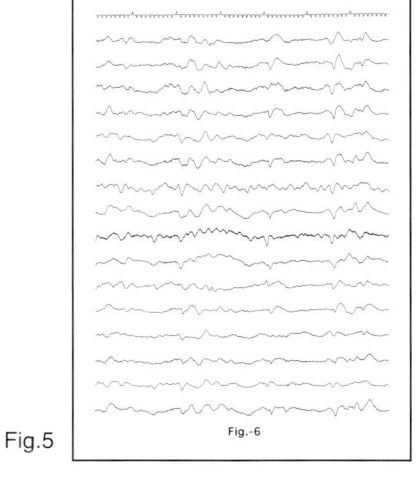

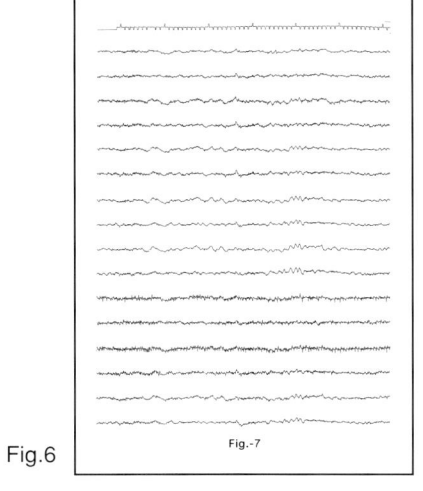

Fig.7

参考文献
1) J. A. Obeso, J. Artieda, N. Quinn, et al: Piracetam in the treatment of different types of myoclonus. Clinical Neuropharmacology 11: 529-536, 1988
2) 池田昭夫, 柴崎浩, 田代邦雄, 他：KT-801（ピラセタム）液剤のミオクローヌスを有する患者に対する長期投与試験. 臨床医療 13：485-500, 1997

長谷川節・川口祥子

ミオクローヌスに対し piracetam 投与が有効と考えられた孤発性 CJD

診　　断： sCJD（probable）

経　　過： 64歳（女性）

2001年11月下旬から耳鳴と難聴が出現。12月中旬から会話が成立しないため2002年1月4日他院神経内科入院。1月30日当院へ転院。転院時は失外套症候群の状態であった。2月下旬から右上下肢にミオクローヌスが出現し四肢，顔面へ広がり激しくなった。CZPを少量（0.3mg/日）から徐々に増量（1.5mg/日）するも改善しないためpiracetamを併用したところミオクローヌスは著明に減少し，現在（2002年9月）経過観察中である．

検査成績：　①脳波のPSD：＋　　　　　④脳生検：－
　　　　　　②髄液の14-3-3蛋白：不明　⑤剖検例：－
　　　　　　③プリオン遺伝子変異：不明　⑥特記すべき検査値：

ポイント： CJD発病を受容できない家族からミオクローヌスの治療を懇願された症例である。case 11 でsCJDのミオクローヌスに対してもpiracetamが有効で安全であると考えられ本例でも投与した。piracetamは孤発性CJDのミオクローヌス治療に際し念頭におく1薬剤と考えられた。

Fig.1　脳MRI：T1強調画像。発症から2ヵ月後（2002年2月5日）。
　　　　体動によるアーチファクトがあるが異常を指摘できない。

Fig.2　脳CT：発症から8ヵ月後（2002年7月30日）。
　　　　前頭葉皮質はびまん性に萎縮し両側側脳室は著明に拡大している。側脳室前角と後角に接した深部白質にはPVLを認める。

Fig.3　脳波：発症から2ヵ月後（2002年2月5日）。
　　　　一部slow burst状となったPSDを認める。

Fig.4　脳波：発症から8ヵ月後（2002年8月1日）。
　　　　一部は高振幅棘波状のPSDを認める。

なお，脳波は上から順にFp$_1$-A$_1$, Fp$_2$-A$_2$, F$_3$-A$_1$, F$_4$-A$_2$, C$_3$-A$_1$, C$_4$-A$_2$, P$_3$-A$_1$, P$_4$-A$_2$, O$_1$-A$_1$, O$_2$-A$_2$, F$_7$-A$_1$, F$_8$-A$_2$, T$_3$-A$_1$, T$_4$-A$_2$, T$_5$-A$_1$, T$_6$-A$_2$誘導の記録である。

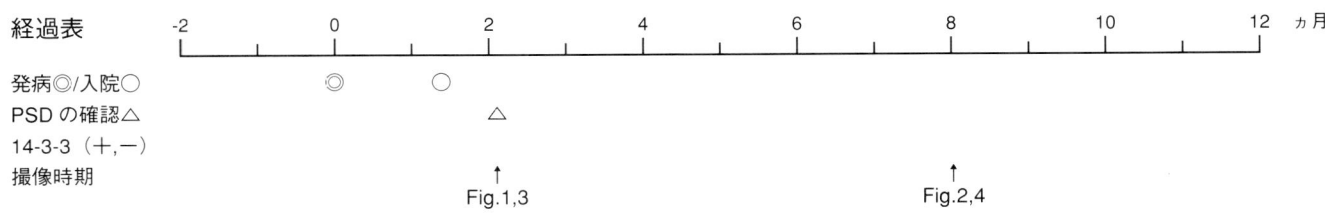

その2：経過観察中の症例

CASE 12

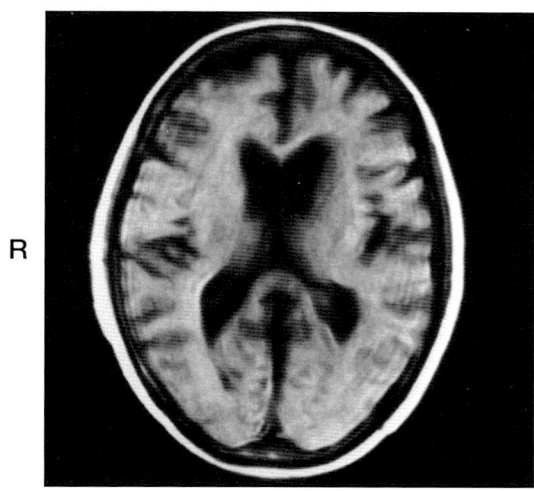
Fig.1

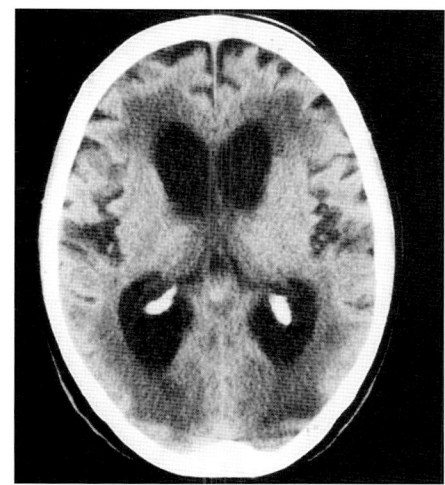
Fig.2

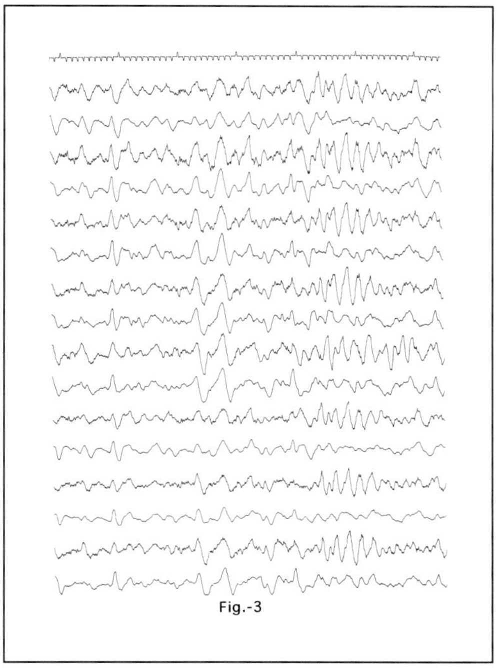

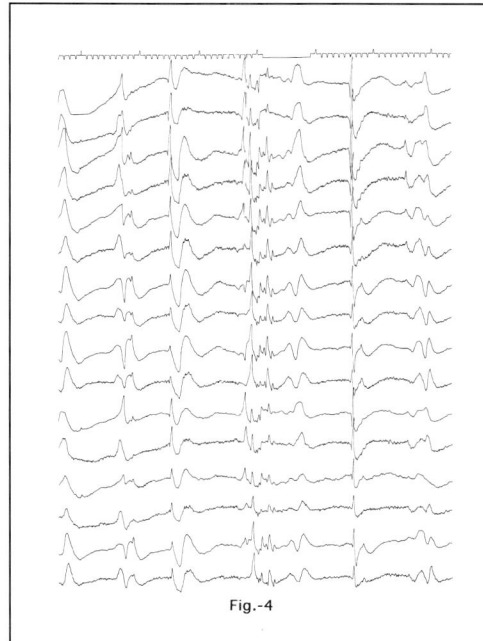
Fig.3

Fig.4

亜急性に進行する痴呆とミオクローヌス，PSDを呈し，MRSで乳酸増加が認められた sCJD

診　　断：sCJD

経　　過：61歳（男性）
　59歳時，複視出現。1ヵ月後から物忘れが出現。2ヵ月後から発語量減少し，ふらつきのために歩行不能に。3ヵ月後に，これらの症状が増悪し，嚥下障害も出現。神経学的には自発言語の消失，強制笑い，snout反射陽性，ミオクローヌス，深部腱反射亢進が認められた。1年後から誤嚥性肺炎を反復するようになり，中心静脈管理に。1年6ヵ月後，肺炎で死亡。剖検でCJDと診断。

検査成績：　①脳波のPSD：＋　　　　④脳生検：－
　　　　　　②髄液の14-3-3蛋白：　　⑤剖検例：＋
　　　　　　③プリオン遺伝子変異：　⑥特記すべき検査値：

ポイント：経過は典型的で，痴呆が出現した頃には画像上，所見は認められず，その後急速に萎縮が進行。3T MRSで白質の乳酸増加が認められた。

Fig.1　1.5T 頭部MRI：発症から約3ヵ月後。
　　　T1強調横断像では大脳などの萎縮はない。

Fig.2　1.5T 頭部MRI：発症から約4ヵ月後。
　　　T1強調横断像でFig.1と比較すると，明らかに側脳室や第3-4脳室の拡大が認められる。

Fig.3　1.5T 頭部MRI：発症から約1年4ヵ月後。
　　　T2強調横断像で白質がびまん性に高信号域を呈している。

Fig.4　1.5T 頭部MRI：発症から約1年4ヵ月後。
　　　T2強調横断像を反転した像。

Fig.5　^{123}I-IMP-SPECT：発症から約1年後。
　　　左前頭皮質で脳血流が低下しているが，再分布は比較的良好であった（提示せず）。

Fig.6　3.0T MRS：発症から約1年後。
　　　前頭葉および頭頂葉白質では乳酸が増加していた。

CASE 13

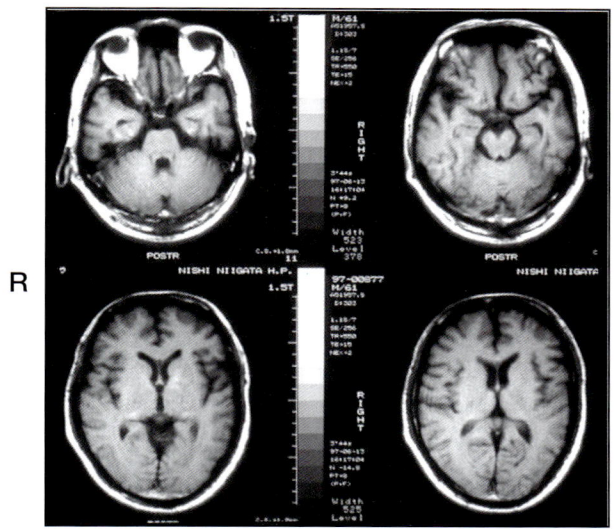

Fig.1

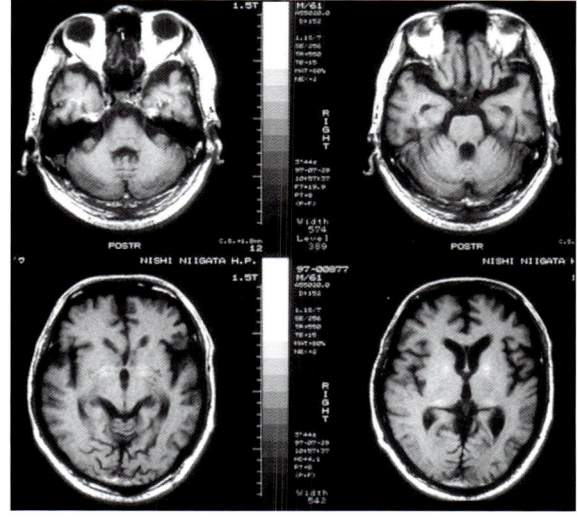

Fig.2

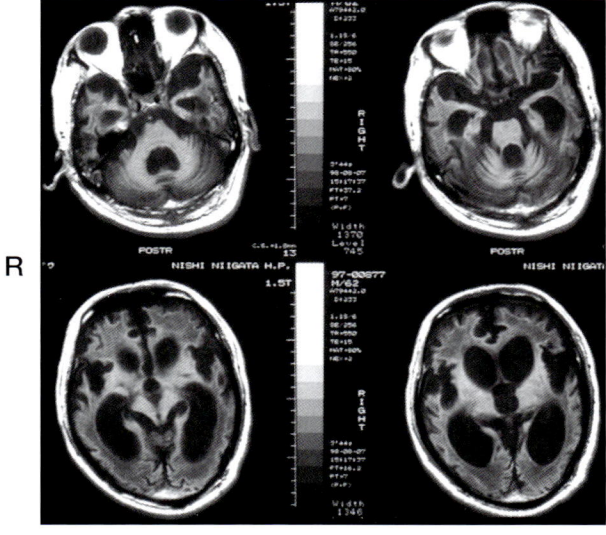

Fig.3

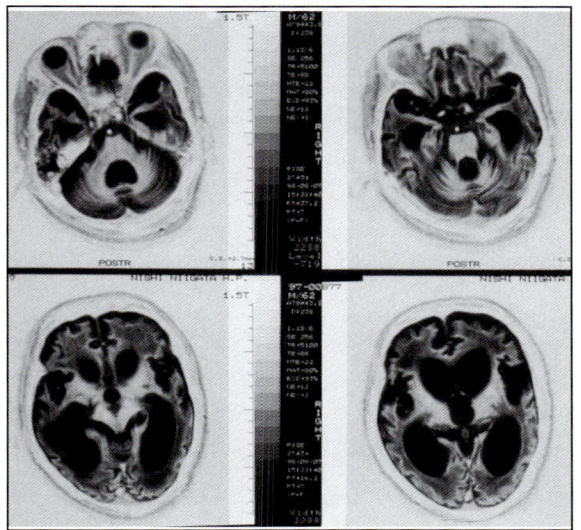

Fig.4

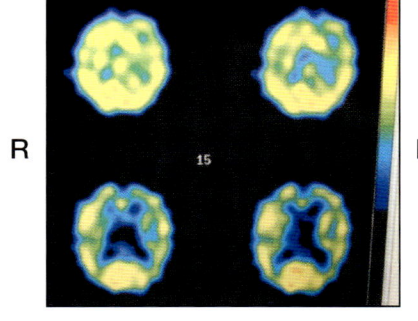

Fig.5

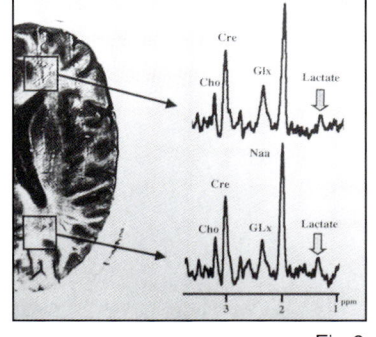

Fig.6

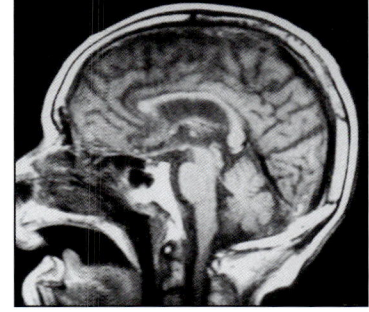

脊髄液で蛋白増加，IgG 増加が認められた sCJD

診　　断：sCJD

経　　過：78歳（男性）

歩行時のふらつきで発症。1ヵ月後，全身倦怠感，複視が出現。2ヵ月後，近医にて構音障害，反響言語，頸部硬直，強制把握，四肢ミオクローヌス，尿便失禁，脳波の徐波化を指摘。3ヵ月後，他院にて，上記に加えて，嚥下障害，筋トーヌス低下を指摘。脊髄液検査で細胞数 11/mm³（単核球），蛋白 75mg/dl，IgG18.9mg/dl，NSE 40.4ng/ml（正常値：＜10），14-3-3 蛋白 2＋。脳波ではびまん性 θ 波。誤嚥性肺炎を反復。6ヵ月後から中心静脈管理となり，仙骨部に褥瘡を形成。心不全が増悪し，1年4ヵ月後に死亡。剖検で CJD と診断。

検査成績：　①脳波の PSD：＋　　　　④脳生検：－
　　　　　　②髄液の 14-3-3 蛋白：＋　⑤剖検例：＋
　　　　　　③プリオン遺伝子変異：　　⑥特記すべき検査値：

ポイント：当初は脊髄液所見から炎症性病変の可能性も考えられたが，画像の経過は CJD として典型的。

Fig.1　1.5T 頭部 MRI：T1 強調画像。発症から約 5ヵ月後。
　　　　大脳・小脳・脳幹萎縮はほとんど認められない。矢状断でも脳梁は保たれている。

Fig.2　1.5T 頭部 MRI：発症から約 12ヵ月後。
　　　　T1 強調矢状断像では脳梁・小脳・脳幹被蓋部萎縮が著明。T1 強調横断像では脳室拡大が著明で，大脳・小脳萎縮があり，側脳室周囲白質に広範な低信号域が認められる。T2 強調環状断像では側脳室周囲白質の高信号域が認められる。

Fig.3　1.5T 頭部 MRI：発症から約 12ヵ月後。
　　　　T2 強調環状断像では側脳室周囲白質の高信号域が認められる。

Fig.4　1.5T 頭部 MRI：発症から約 12ヵ月後。
　　　　T1 強調横断像では脳室拡大が著明で，大脳・小脳萎縮があり，側脳室周囲白質に広範な低信号域が認められる。

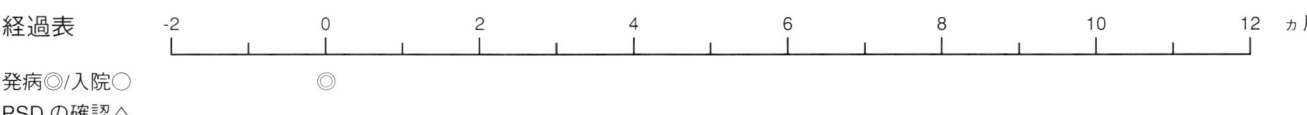

CASE 14

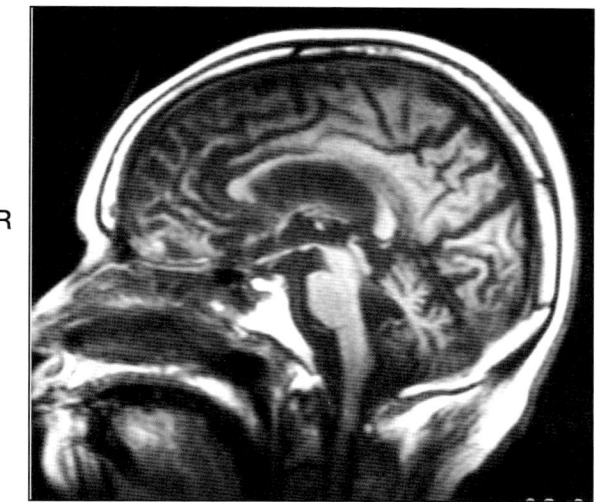

Fig.1

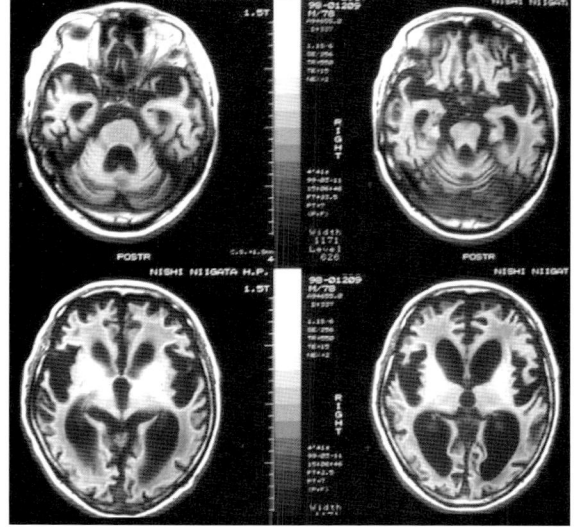

Fig.2

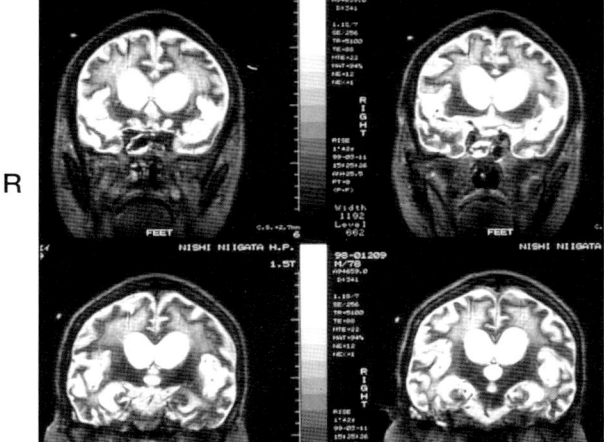

Fig.3

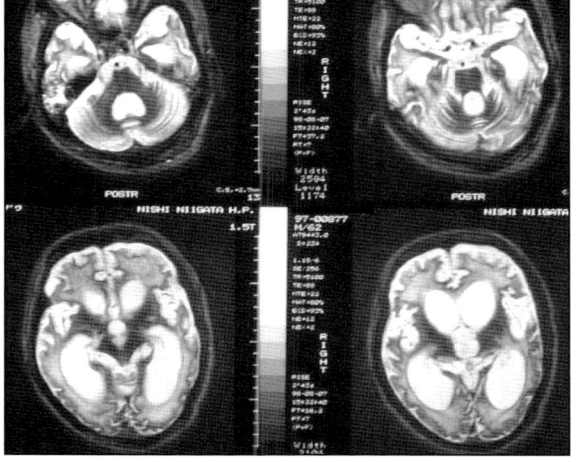

Fig.4

田中正美

拡散強調画像で尾状核と被殻が著しい高信号を呈した sCJD

診　　断： sCJD（probable）

経　　過： 66歳（男性）
平成13年6月初め，頭重感，歩行障害，視覚異常（目の前の物が揺れる感じ）で発症。中旬になり物忘れが急速に進行し，被害妄想も出現したため精神病院に入院した。6月末には寝たきりで経口摂取も不能となった。7月中旬にミオクローヌスが出現。7月末にはPSDが確認された。8月に当院へ入院した時点では既にakinetic mutismの状態であった。翌平成14年9月に死亡した。

検査成績：　①脳波のPSD：＋　　　　④脳生検：－
　　　　　　②髄液の14-3-3蛋白：＋　⑤剖検例：－
　　　　　　③プリオン遺伝子変異：－　⑥特記すべき検査値：なし

ポイント：比較的急速に神経症状の進行をみた孤発性CJD例である．T1強調画像、T2強調画像で明らかな異常が認められない時期に拡散強調画像で典型的な所見が得られた．脳萎縮はミオクローヌス、PSDが出現した後に急速に進行した．

Fig.1　脳MRI：T1強調画像/1.5T。発症から約2ヵ月目（2001年8月1日）。
T1強調画像で特記すべき異常を認めない。

Fig.2　脳MRI：T2強調画像/1.5T。発症から約2ヵ月目（2001年8月1日）。
T2強調画像もほぼ正常である。

Fig.3　脳MRI：拡散強調画像/1.5T。発症から約2ヵ月目（2001年8月1日）。
両側の尾状核と被殻は著しい高信号を示した。前頭葉皮質と島皮質にも高信号領域が認められた。

Fig.4　脳MRI：T1強調画像/0.5T。発症から約8ヵ月目（2002年1月16日）。
Fig.1～3撮像後約5ヵ月の間に急速に大脳の萎縮が進行した。

Fig.5　脳MRI：T1強調画像/0.5T。発症から約12ヵ月目（2002年5月7日）。
Fig.4撮像後約4ヵ月。この間，画像上では萎縮の進行は明らかでない。

Fig.6　脳波：発症から約7ヵ月目（2001年12月11日）。
ミオクローヌスが目立たなくなってきた時点でもPSDが確認された。

貴重なMRI画像を御提供くださいました岡山赤十字病院神経内科末光俊介先生（現岡山大学医学部精神神経科）に深謝致します。

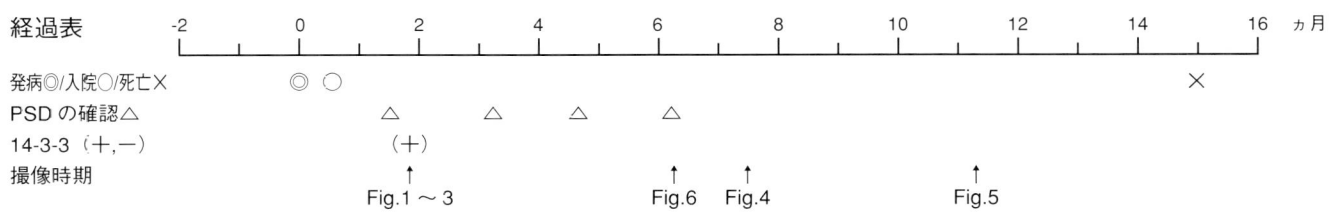

CASE 15

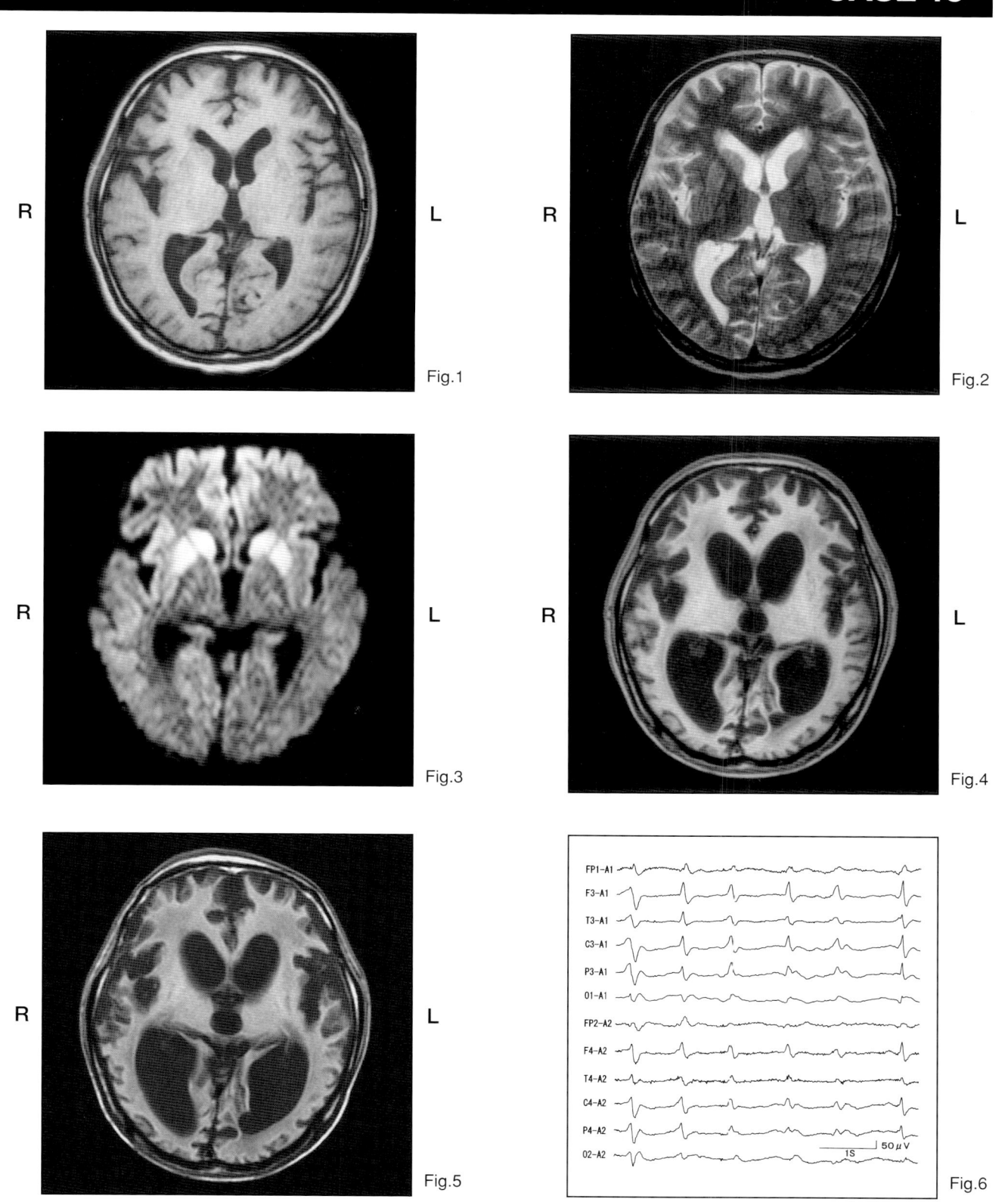

Fig.1

Fig.2

Fig.3

Fig.4

Fig.5

Fig.6

参考文献
1) 石亀慶一, 青木茂樹, 柳下 章, 他：Creutzufeldt-Jakob 病の分類と診断—画像診断, Clinical Neuroscience 19：914-916, 2001.

信國圭吾

Creutzfeldt-Jakob病におけるMRI拡散強調画像の経時的変化

診　　断：sCJD（probable）

経　　過：75歳（女性）
　　　平成10年4月初旬頃より喋りにくさ，歩行の不安定性が出現。5月下旬には不穏状態が著明で異常行動も見られるようになった。6月上旬には独歩困難となり当院入院となった。来院時，四肢の筋強直，企図振戦を認めた。入院後，ミオクローヌスが出現，脳波上もPSDが明らかとなり次第に随意運動障害が進行した。発症4ヵ月後には無動無言状態となり発症14ヵ月後に死亡。頭部MRIは経時的に施行された。

検査成績：　①脳波のPSD：＋　　　　④脳生検：－
　　　　　　②髄液の14-3-3蛋白：＋　⑤剖検例：－
　　　　　　③プリオン遺伝子変異：－　⑥特記すべき検査値：

ポイント：MRI拡散強調画像は，CJDの早期診断に有用であり，かつ，T2強調画像に比べて病巣範囲の把握にも優れる。本症例では経時的に拡散強調画像の撮像を行い，拡散強調画像の経時的変化を報告する。

Fig.1　脳MRI：T2強調画像（TR/TE=4000ms/99ms）/Magnetom vision 1.5T (siemens)。CJD発症2ヵ月後（1998年6月）。
　　　右尾状核，被殻に淡い高信号域を認める。

Fig.2　脳MRI：拡散強調画像（TE=123ms, echo space=0.8ms　MPG pulseのb-value=1100s/mm^2）。CJD発症2ヵ月後（1998年6月）。
　　　右尾状核，被殻，右前頭葉，および両側側頭葉・後頭葉皮質にも高信号域を認める。T2強調画像に比べて病巣の把握は容易である。

Fig.3　脳MRI：T2強調画像。CJD発症4ヵ月（1998年8月）。
　　　両側線条体，両側側頭葉・後頭葉皮質に高信号域が見られる。前頭葉の委縮が見られる。

Fig.4　脳MRI：拡散強調画像。CJD発症4ヵ月後（1998年8月）。
　　　両側線条体に高信号域が見られる。皮質の高信号域は両側側頭葉・後頭葉、左前頭葉へも拡大。しかし，右前頭葉皮質の高信号域は消失し委縮が見られる。

Fig.5　脳MRI：T2強調画像。CJD発症8ヵ月（1998年12月）。
　　　瀰漫性脳委縮と白質の高信号域を認める。

Fig.6　脳MRI：拡散強調画像。CJD発症8ヵ月後（1998年12月）。
　　　基底核，大脳皮質の高信号域はほとんど消失。白質は軽度高信号を示す。

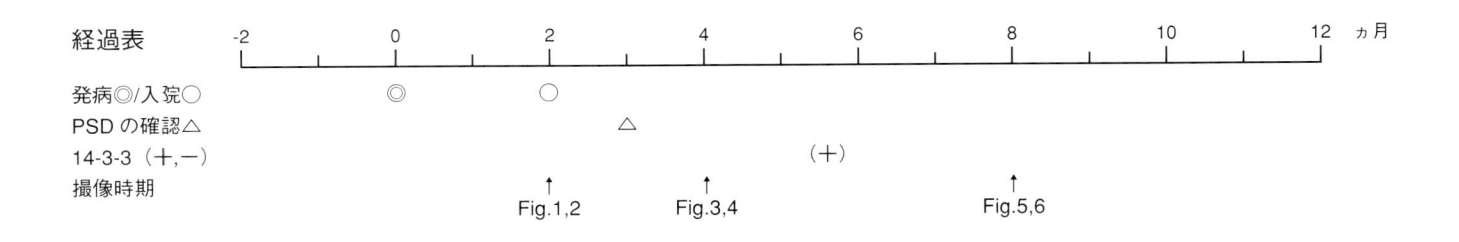

経過表	-2	0	2	4	6	8	10	12 ヵ月
発病◎/入院○		◎	○					
PSDの確認△				△				
14-3-3（＋,－）					（＋）			
撮像時期			↑ Fig.1,2	↑ Fig.3,4		↑ Fig.5,6		

CASE 16

R 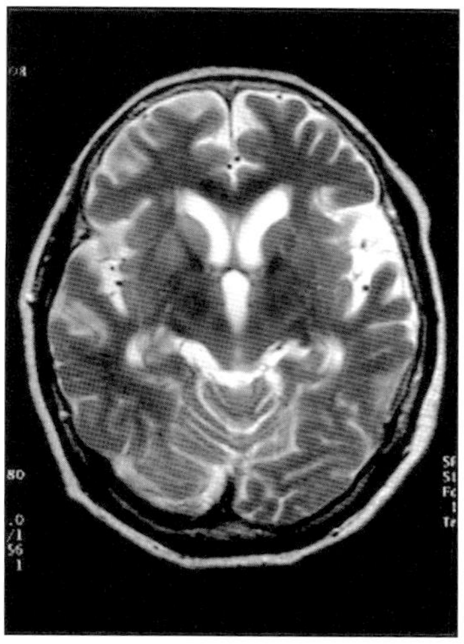 L

Fig.1

R 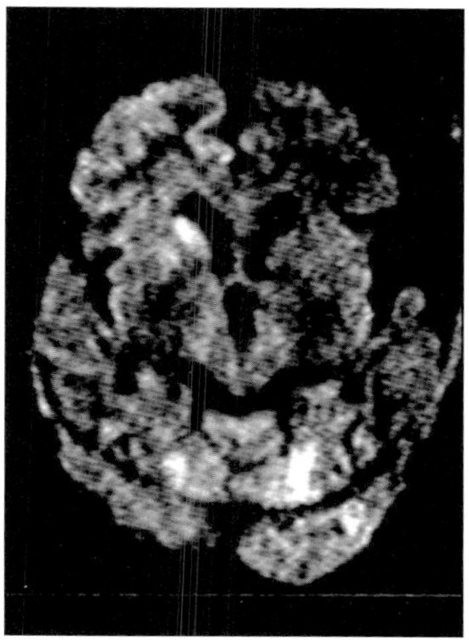 L

Fig.2

R 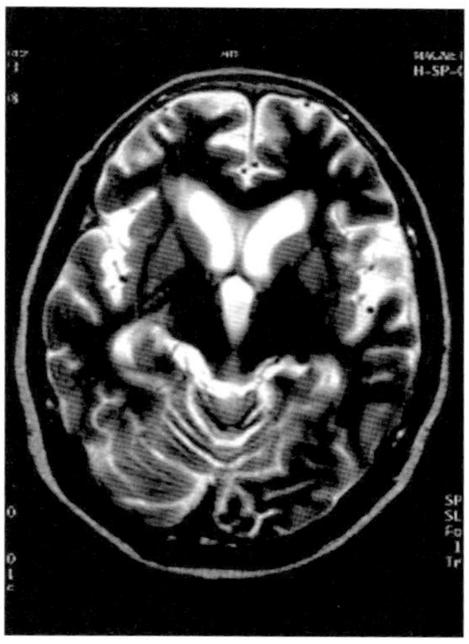 L

Fig.3

R 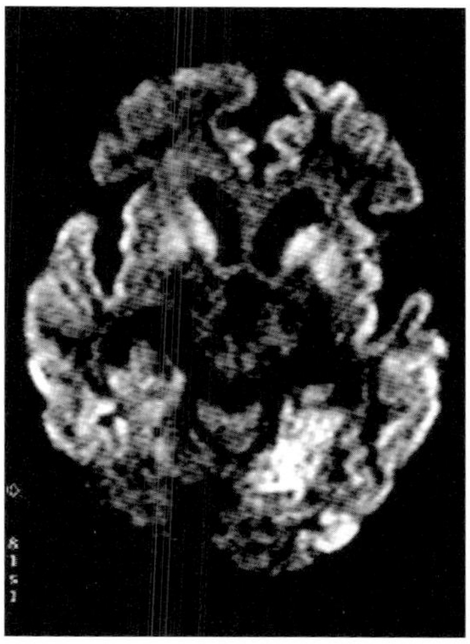 L

Fig.4

R 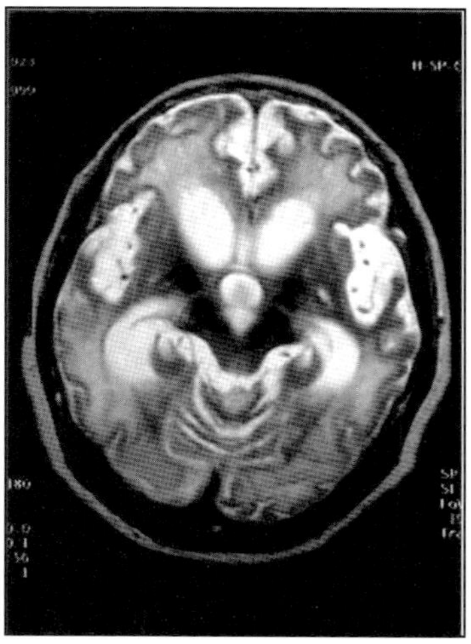 L

Fig.5

R 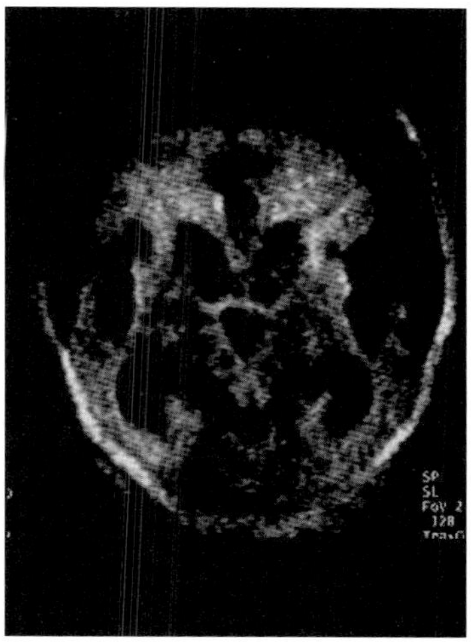 L

Fig.6

参考文献

Matoba M, Tonami H, Miyaji H, Yokota H, Yamamoto I. Creutzfeldt-Jakob disease: serial changes on diffusion-weighted MRI. JCAT 2001; 25: 274-277.

的場宗孝

発症早期の拡散強調MRIが診断に有用であった孤発性CJDの1例

診　　断： sCJD（definite）

経　　過： 70歳（男性）

平成12年4月5日より頭重感あり，またお金の管理ができなくなった。4月8日の頭部CTに異常なく，4月10日頃より睡眠時間が長くなった。改訂長谷川式簡易痴呆スケールは20点であった。4月15日以降，楽譜が読めない，物の場所がわからない，ペットの世話ができないなどの症状が進行した。4月19日外来でSPECT撮影。4月24日入院し，頭部MRIを施行した。

検査成績：
①脳波のPSD：＋
②髄液の14-3-3蛋白：＋
③プリオン遺伝子変異：−
④脳生検：−
⑤剖検例：＋
⑥特記すべき検査値：NSE 29ng/ml

ポイント：脳波でPSD出現以前の発症早期に脳の拡散強調画像が診断の有力な手掛りとなった。また発症早期のSPECTでも異常が見られた。

Fig.1　脳SPECT：^{123}I。CJD発症から2週間（平成12年4月19日）。
　　　左半球，特に前頭葉と後頭葉で血流低下が認められる。

Fig.2　脳MRI：拡散強調画像/1.5T Signa。CJD発症から3週間（平成12年4月24日）。
　　　両側前頭葉，及び左後頭葉で皮質に沿った高信号域を認める。

Fig.3　脳MRI：FLAIR画像/0.5T Vectra。CJD発症から3週間（平成12年4月26日）。
　　　両側側脳室周囲の高信号域以外に特に異常を認めない。

Fig.4　脳SPECT：^{123}I。CJD発症から1.5ヵ月（平成12年5月18日）。
　　　左半球全体と右前頭葉にかけて血流低下が認められる。

Fig.5　脳MRI：拡散強調画像/1.5T Signa。CJD発症から2.5ヵ月（平成12年6月27日）。
　　　前回と比較して両側側頭葉、島回、両側、尾状核、被殻、右後頭葉にも高信号域の広がりを認める。

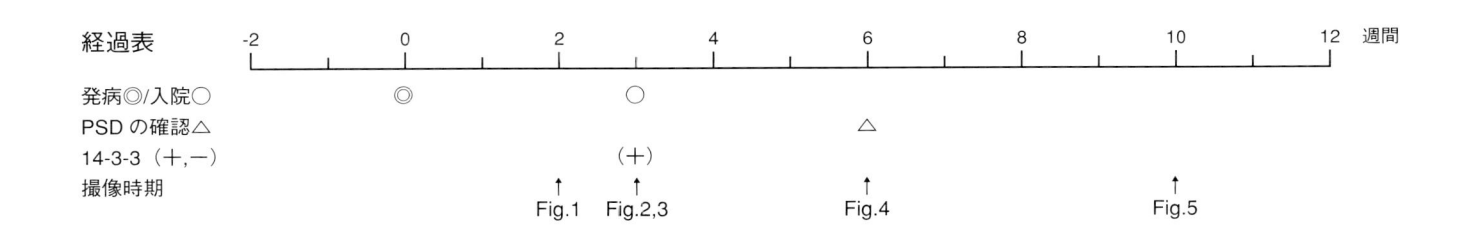

CASE 17

Fig.1

Fig.2

Fig.3

Fig.4

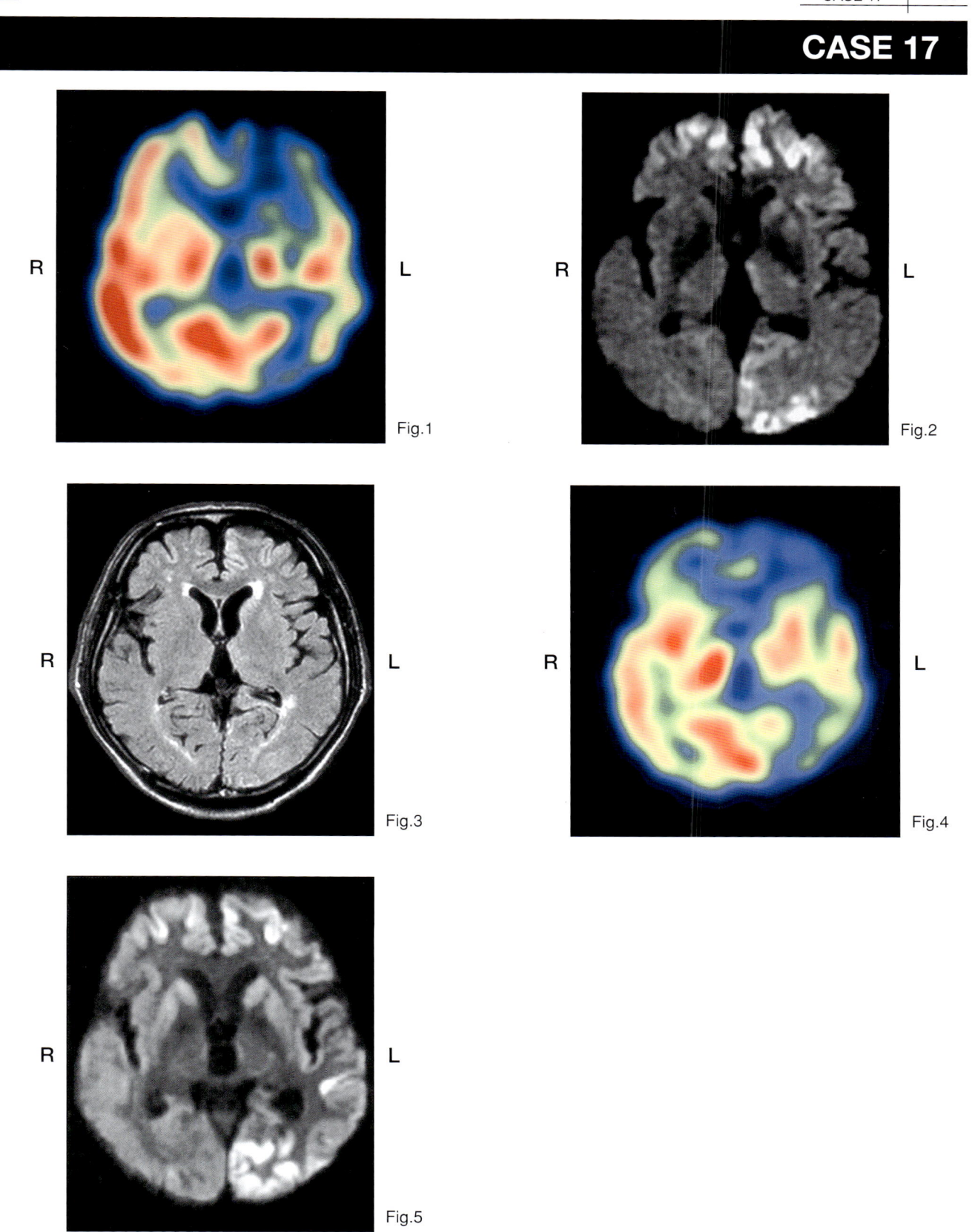

Fig.5

参考文献
Murata T, Shiga Y, Higano S, et al : Conspicuity and evolution of lesions in Creutzfeldt-Jakob disease at diffusion-weighted imaging. AJNR Am J neuroradiol 23 : 1164-72, 2002

永田哲也・佐藤滋・志賀裕正

孤発性 CJD の経時的 ¹²³I-IMP SPECT 画像

診　　断：sCJD（probable）

経　　過：80歳（女性）
平成 12 年 10 月中旬より，歩行時のふらつきで発症し，以後急速進行性の痴呆が出現した。11 月 10 日近医で撮影された頭部 MRI では，明らかな異常を指摘されなかった。その数日後には無言，寝たきりとなり，顔面・四肢などにミオクローヌスが出現した。11 月 16 日に入院した。脳波上 PSD を認めた。12 月に施行した MRI では脳萎縮が認められ，以後脳萎縮は急速に進行した。ミオクローヌスは平成 13 年 5 月頃には観察されなくなったが，PSD は振幅の低下を認めるものの残存していた。平成 13 年 11 月 15 日，肺炎のため永眠した。

検査成績：　①脳波の PSD：＋　　　　④脳生検：－
　　　　　　②髄液の 14-3-3 蛋白：＋　⑤剖検例：－
　　　　　　③プリオン遺伝子変異：－　⑥特記すべき検査値：－

ポイント：脳萎縮が明らかとなる前に，¹²³I-IMP SPECT では広範な大脳の局所脳血流（rCBF）の低下を認めた。また MRI で全般的な脳萎縮が顕著となったにもかかわらず，死亡する 2 ヵ月前まで一貫して基底核・小脳の rCBF は相対的に保たれていた。

Fig.1　脳 SPECT：111MBq ¹²³I-IMP/単一ガンマカメラ回転型 GE 社製。発症から約 1 ヵ月（2000 年 11 月 16 日）。
　　　　脳萎縮の認められない時点で，大脳での広範な rCBF の低下を認める。

Fig.2　脳 SPECT：111MBq ¹²³I-IMP/単一ガンマカメラ回転型 GE 社製。発症から約 2 ヵ月（2000 年 12 月 14 日）。
　　　　両側基底核・視床および小脳の rCBF は相対的に保たれている。

Fig.3　脳 SPECT：111MBq ¹²³I-IMP/単一ガンマカメラ回転型 GE 社製。発症から約 9 ヵ月，死亡 4 ヵ月前（2001 年 7 月 19 日）。
　　　　脳萎縮が進行しているが、基底核に相当する部位と小脳の rCBF は相対的に保たれている。

Fig.4　脳 SPECT：111MBq ¹²³I-IMP/単一ガンマカメラ回転型 GE 社製。発症から約 11 ヵ月，死亡 2 ヵ月前（2001 年 9 月 20 日）。
　　　　基底核に相当する部位と小脳の rCBF は相対的に保たれている。

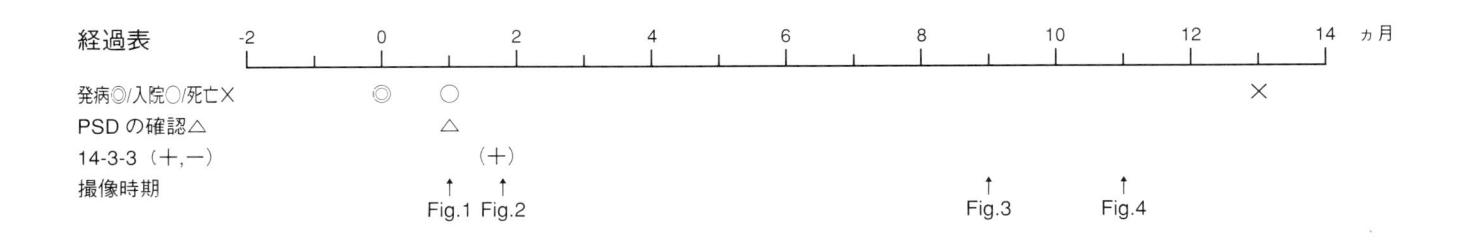

CASE 18

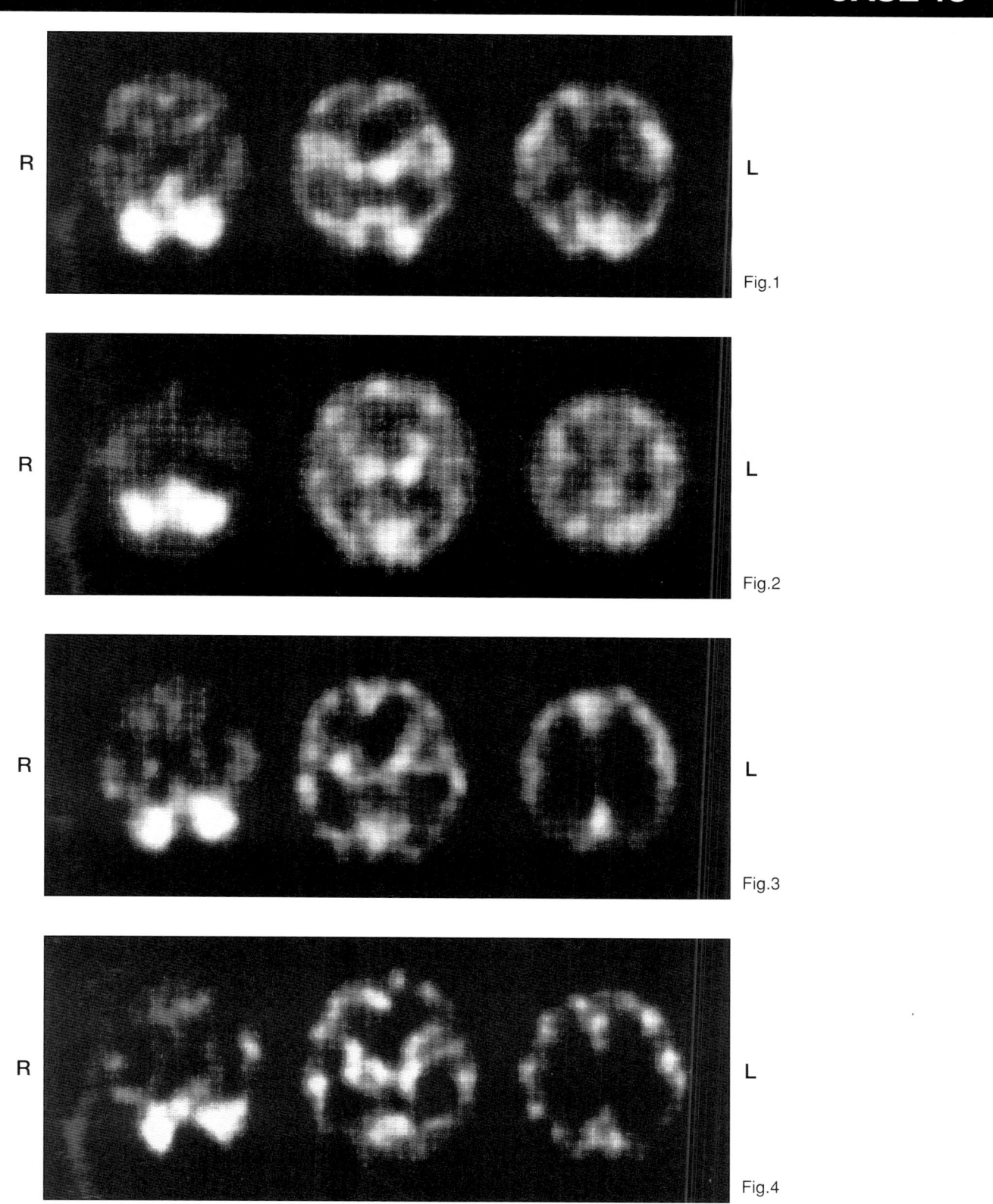

Fig.1

Fig.2

Fig.3

Fig.4

参考文献
Matsuda M, Tabata K, Hattori T, et al.: SPECT with ^{123}I-IMP for early diagnosis of Creutzfeldt-Jakob disease. J Neurol Sci 183: 5-12, 2001

戸根幸太郎・三谷真紀・舟川格・陣内研二

CJD の脳血流 SPECT

診　　断： sCJD（probable）

経　　過： 69歳（男性）
平成11年8月中旬より，無気力，無関心に気付かれた。また，時折的外れな返事をするようになった。9月になり言葉が思い浮かばないことを家族に訴えるようになり，9月6日の夜「うどんが見える。」と言って手を回す動作をした。9月7日当院精神科を受診，見当識障害，保続を認めたため，精査のため入院となった。入院時，見当識障害，失語，記憶障害を認めた。10月1日には右前腕部にミオクローヌス出現した。

検査成績：　①脳波の PSD：＋　　　　　④脳生検：
　　　　　　②髄液の 14-3-3 蛋白：　　　⑤剖検例：－
　　　　　　③プリオン遺伝子変異：　　　⑥特記すべき検査値：

ポイント：外来時の脳波では PSD は明瞭ではなかったが，9月21日の MRI の T2 強調像では，軽度の左基底核の信号の上昇が疑われ，同日の SPECT 像にて，左半球の血流の軽度低下がみられた。9月22日の EEG では左側優位の PSD の出現がみれた。画像診断，脳波より CJD と診断された。1ヵ月後の MRI では両側基底核に高信号がみられ，同日の SPECT 像では両側半球ともに血流低下がみられ，左側がより低下していた。画像上短期間の経過観察が可能であった症例。

Fig.1　脳 MRI ： T2 強調画像/Magnetom H-15, Siemens。発症から約1ヵ月（1998年9月）。
　　　左基底核の軽度の信号の上昇が疑われた。

Fig.2　脳 SPECT ： GCA-9300, 東芝。発症から約1ヵ月（1998年9月）。
　　　両側ともに軽度の不均一分布を示し，特に左半球には軽度の血流低下がみられる。

Fig.3　脳 MRI ： T2 強調画像/Magnetom H15 Siemens。発症から約2ヵ月（1998年10月）。
　　　両側基底核に高信号を認める。

Fig.4　脳 SPECT ： GCA-9300, 東芝。発症から約2ヵ月（1998年10月）。
　　　両側ともに不均一分布を示し，両側半球に血流低下があり，左側でより著明である。

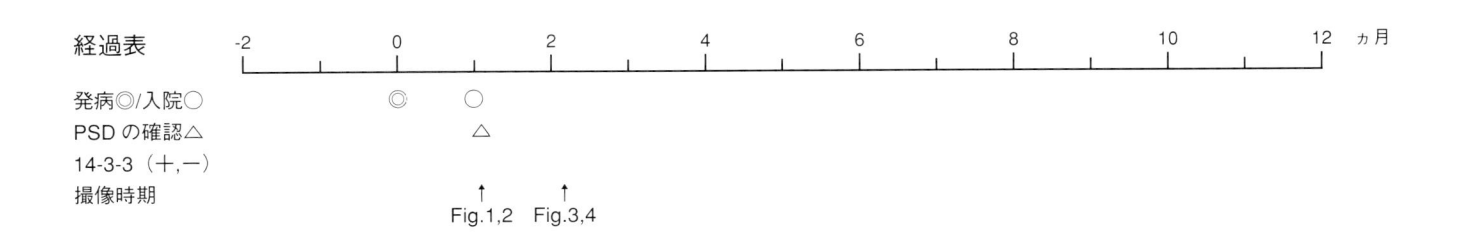

CASE 19

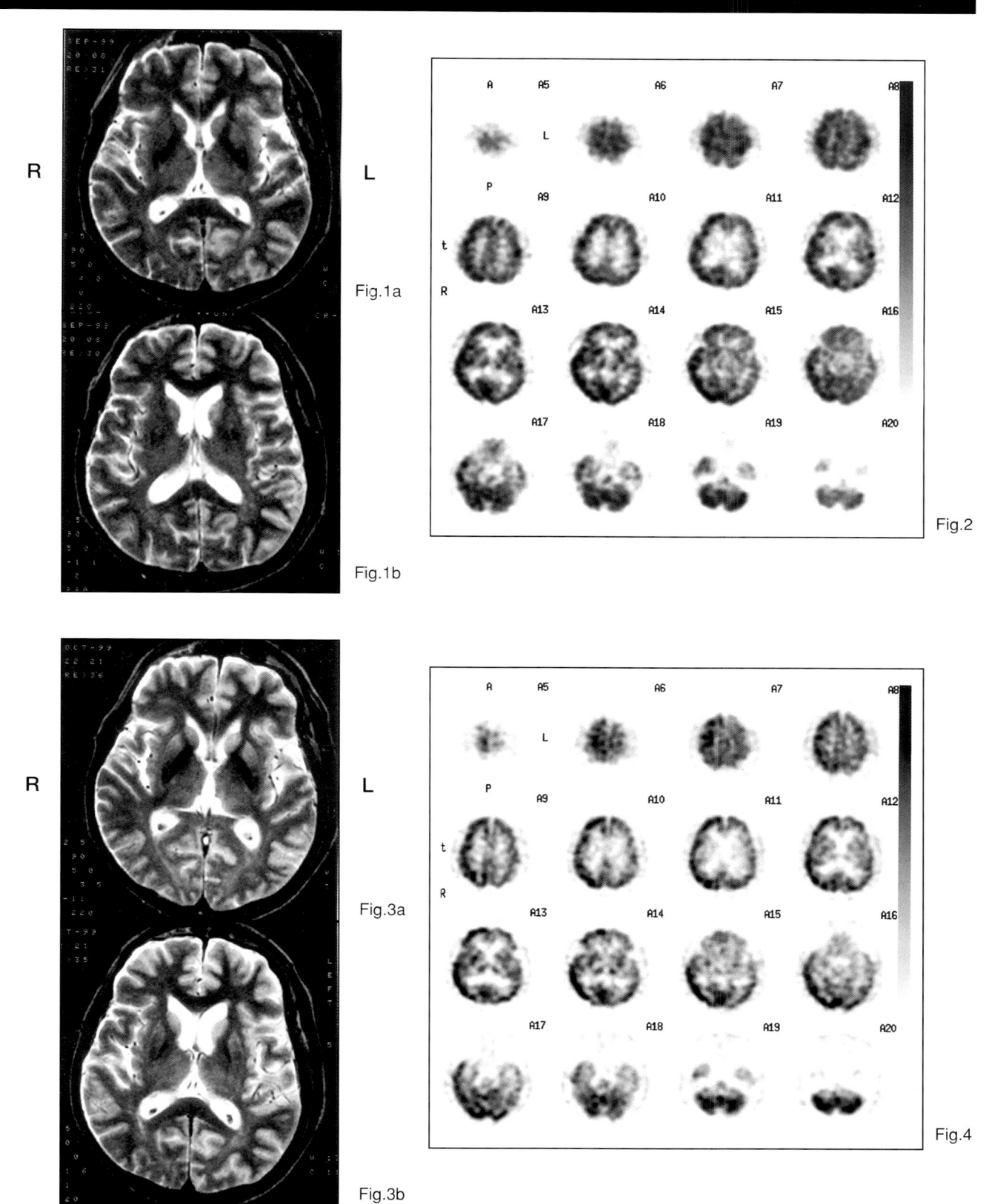

Fig.1a

Fig.1b

Fig.2

Fig.3a

Fig.3b

Fig.4

参考文献
1) N. Watanabe, H. Seto, M. Shimizu, et al.: Brain SPECT of Creutzfeldt-Jakob disease. Clin Nucl Med 3:236-241, 1996
2) M. Finkenstaedt, A. Szudra, I Zerr, et al.: MR imaging of Creutzfeldt-Jakob disease. Radiology 1996;199:793-798

SPECTで急速に血流低下がみられた sCJD

診　　断：sCJD

経　　過：69歳（男性）
平成13年1月より性格幼児化，意欲低下で発症。4月に近時記憶低下を呈した。5月から歩行困難，発語障害が急速に進行し akinetic mutism となった。平成15年5月に逝去。

検査成績：　①脳波のPSD：＋　　　　　④脳生検：なし
　　　　　　②髄液の14-3-3蛋白：　　　⑤剖検例：なし
　　　　　　③プリオン遺伝子変異：－　⑥特記すべき検査値：なし

ポイント：発症5ヵ月目に急速に症状進行がみられた sCJD 例。症状進行が見られた前後で撮られた SPECT で急速な右半球の大脳皮質，特に側頭葉の血流低下が特徴的であった。頭部 MRI で変化がない時期でも SPECT で有力な情報が得られた。

Fig.1　脳MRI：T2WI。発症から約4ヵ月目。
　　　MRI/T2WI にては特記すべき異常認めず。

Fig.2　脳MRI：MRA。発症から約4ヵ月目。
　　　MRA にては特記すべき異常認めず。

Fig.3　脳SPECT：^{99m}Tc-ECD。発症から約4ヵ月目。
　　　^{99m}Tc-ECD SPECT にて左前頭葉の血流低下を認める。

Fig.4　脳MRI：T2WI。発症から約5ヵ月目。
　　　MRI/T2WI にては特記すべき異常認めず。

Fig.5　脳SPECT：^{99m}Tc-ECD。発症から約5ヵ月目。
　　　^{99m}Tc-ECD SPECT にて左前頭葉と右半球の大脳皮質，特に側頭葉の血流低下を認める。

Fig.6　脳SPECT：^{123}I-IMP。発症から約6ヵ月目。
　　　^{123}I-IMP にて右半球の大脳皮質，特に側頭葉から前頭葉の血流低下を認める。

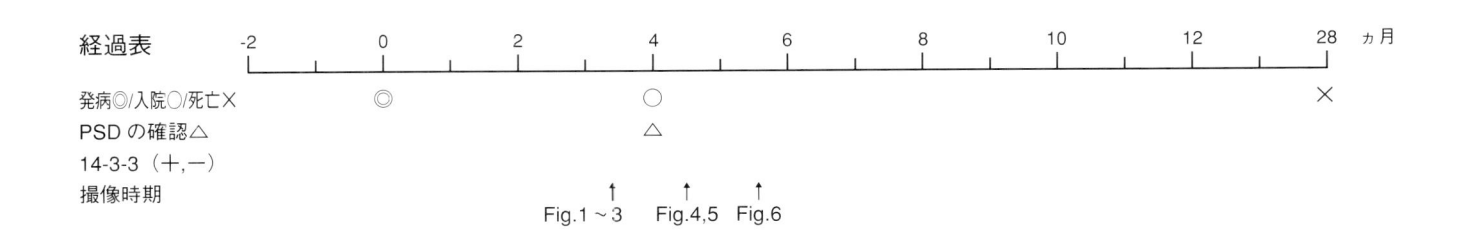

CASE 20

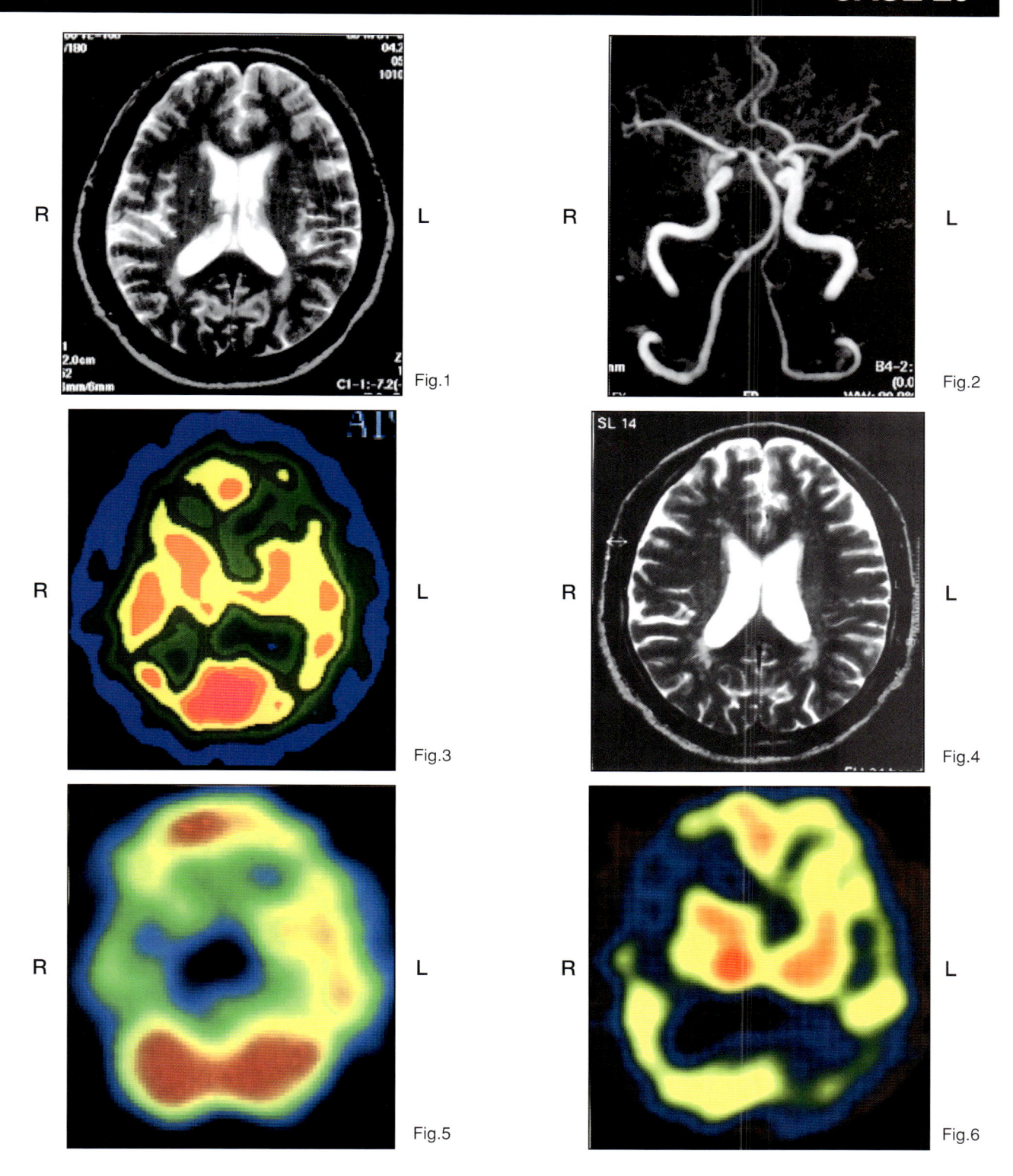

Fig.1

Fig.2

Fig.3

Fig.4

Fig.5

Fig.6

参考文献
1) Itoh Y, Amano T, Shimizu T, et al. Single-Photon Emission Computed Tomography Image of Benzodiazepine Receptors in a Patient with Creutzfeldt-Jakob Disease. Intern Med 37: 896-900, 1998
2) Watanabe N, Seto H, Shimizu M, et al. Brain SPECT of Creutzfeldt-Jakob Disease. Clin Nucl Med 21: 236-241, 1996
3) Aharon-Peretz J, Peretz A, Hemli J A, et al. SPECT Diagnosis of Creutzfeldt-Jakob Disease. J Nucl Med 36: 616-617, 1995
4) Kao CH, Wang SJ, Liao SQ, et al. Tc-99m HMPAO brain SPECT findings in Creutzfeldt-Jakob Disease. Clin Nucl Med 18: 234-236, 1993

末期 sCJD の MRI 所見と脳血流イメージング

診　　断：sCJD

経　　過：81歳（男性）
　　　　　平成13年8月頃，歩行時のふらつきで発症。10月には四肢の屈伸させるような不随意運動が出現し歩行不能，11月には無動無言状態となり，12月前医で気管内挿管された。脳生検にて海綿状変化と異常プリオンを認め確定診断した。

検査成績：　①脳波の PSD：＋　　　　④脳生検：＋
　　　　　　②髄液の 14-3-3 蛋白：＋　⑤剖検例：－
　　　　　　③プリオン遺伝子変異：－　⑥特記すべき検査値：脳生検にて Western Blot 法で type1

ポイント：平成14年5月（発症から9ヵ月目）の頭部MRIでは、びまん性の脳萎縮とともにT2強調画像における大脳白質の変化が特徴的で、いわゆる全脳型[1]と考えられた。^{123}I-IMP SPECTでは大脳皮質血流の低下はびまん性であったが，3D-SSP（three-dimensional stereotactic surface projection）画像[2]では局所的に血流が低下しており，MRIの拡散強調画像で高信号を呈した領域に比較的対応していると考えられた。

Fig.1　頭部MRI：T2強調画像。発症から9ヵ月目（2002年5月27日）。
　　　 びまん性の大脳萎縮と白質全体の高信号域を認める。

Fig.2　頭部MRI：拡散強調画像。発症から9ヵ月目（2002年5月27日）。
　　　 右前頭葉，両側大脳基底核の外側と左側頭葉に高信号域を認める。

Fig.3　^{123}I-IMP脳血流SPECT：局所脳血流量をARG法で算出/Millennium VG（GE社）。
　　　 発症から9ヵ月目（2002年5月13日）。
　　　 大脳皮質の血流はびまん性に低下している（20〜30ml/100g/min）。

Fig.4　3D-SSP画像：SPECT画像を定位脳座標系に変換後，8方向からみた脳表の血流をピクセル毎に正常データベースと比較してz-scoreを算出・画像化しており，赤に近づくほど著しい血流低下を示す。発症から9ヵ月目（2002年5月13日）。
　　　 両側の前頭葉（特に右側）から前部帯状回，並びに左側頭頭頂葉外側の皮質でより血流が低下している。

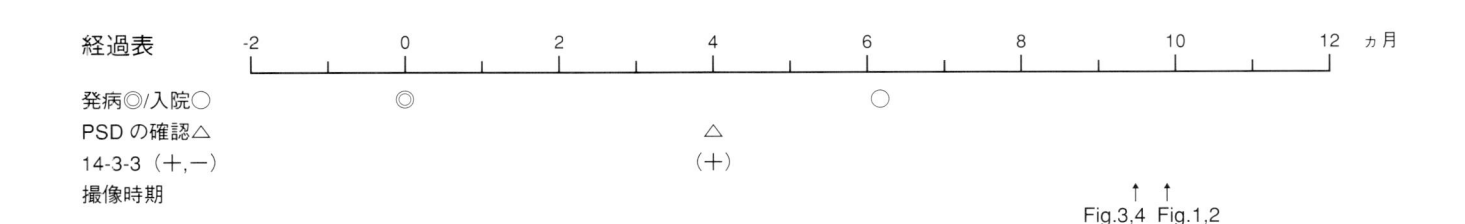

―特に3D-SSP画像について―

CASE 21

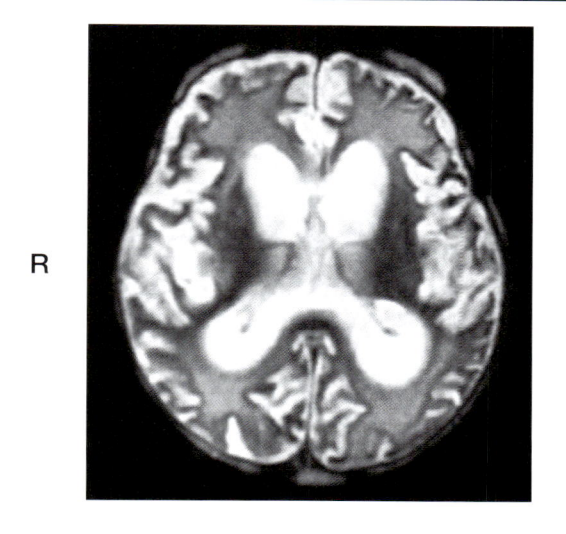

Fig.1

Fig.2

Fig.3

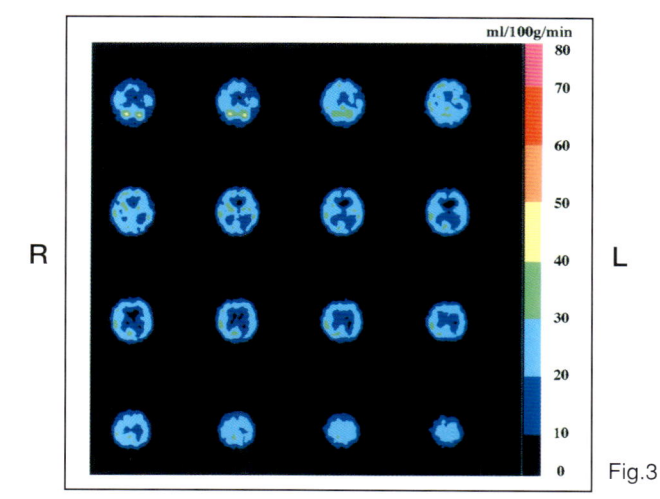

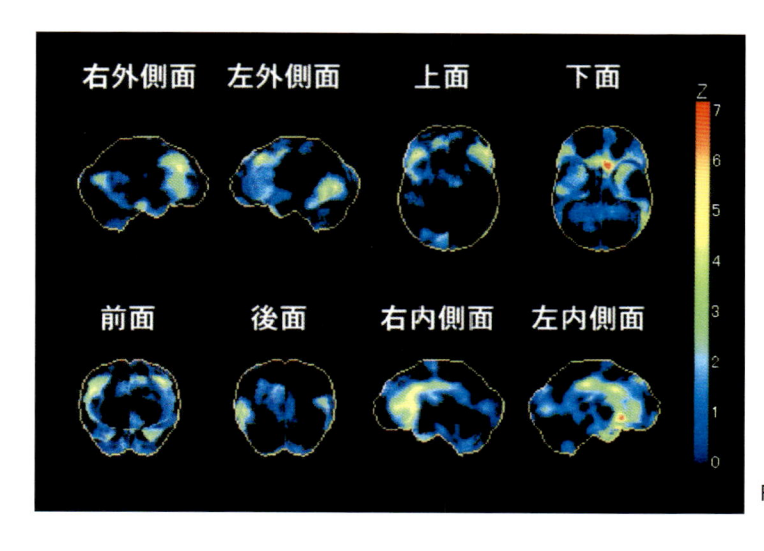

Fig.4

右外側面　左外側面　上面　下面
前面　後面　右内側面　左内側面

参考文献

1) Mizutani T, Okumura A, Oda M, et al.: Panencephalopathic type of Creutzfeldt-Jakob disease : primary involvement of the cerebral white matter. J Neurol Neurosurg Psychiatry 1981 ; 44 : 103-115.
2) 内田佳孝, 岡田真一, 簑島 聡, 他：脳血流SPECTの3D-SSPによる診断の向上について．核医学，36 (6), 602, 1999.

松木和彦・塩屋敬一・隈本健司・大井長和

孤発性CJDの剖検例

診　　断：sCJD（definite）

経　　過：69歳（女性）

平成12年12月初旬より，記銘力障害，うつ症状，ふらつきが出現した。

平成13年2月9日には，痴呆，歩行不能，myoclonusのため，徳島大学第一内科に入院した。同年3月にはほぼ無言無動となり，4月には排痰困難のため気管切開が施行された（人工呼吸器は非使用）。同年12月に国立療養所徳島病院に転院した。平成14年5月に肺炎にて死亡され，家族の承諾を得，局所解剖がなされた。

検査成績：　①脳波のPSD：＋　　　④脳生検：－
　　　　　　②髄液の14-3-3蛋白：＋　⑤剖検例：＋
　　　　　　③プリオン遺伝子変異：－　⑥特記すべき検査値：なし

ポイント：全経過1年5ヵ月の69歳のsCJDの剖検例である。頭部MRIの経過では，先ず，発病2ヵ月でT2強調画像の線条体から病変が始まった。発病3ヵ月で白質病変がみられ，この時から無言無動となった。その後は白質の変化を伴う脳萎縮が加速度的に進行した。

剖検脳のプリオン蛋白抗体による免疫染色はシナプス型の沈着を示した。

Fig.1　脳MRI：T1強調画像/1.5T　GE社。発症から約2ヵ月目（2001年1月30日）。
　　　　特記すべき異常を認めない。

Fig.2　脳MRI：T2強調画像。発症から約2ヵ月目（2001年1月30日）。
　　　　線条体に軽度の高信号がみられる。

Fig.3　脳MRI：T2強調画像。発症から約3ヵ月目（2001年3月15日）。
　　　　線条体病変が強調されている。白質病変も軽度みられる。

Fig.4　脳MRI：T2強調画像。発症から約7ヵ月目（2001年7月12日）。
　　　　著明な線条体病変と白質病変に加え，脳萎縮と側脳室の拡大が加速度的に進行した。

Fig.5　脳MRI：拡散強調画像。発症から約7ヵ月目（2001年7月12日）。
　　　　左後頭葉皮質と左右後頭葉白質に高信号が目立つ。

Fig.6　剖検脳の免疫染色像（抗PrP抗体）：側頭葉×100。
　　　　シナプス型の沈着を示した。海綿状変化がみられる。

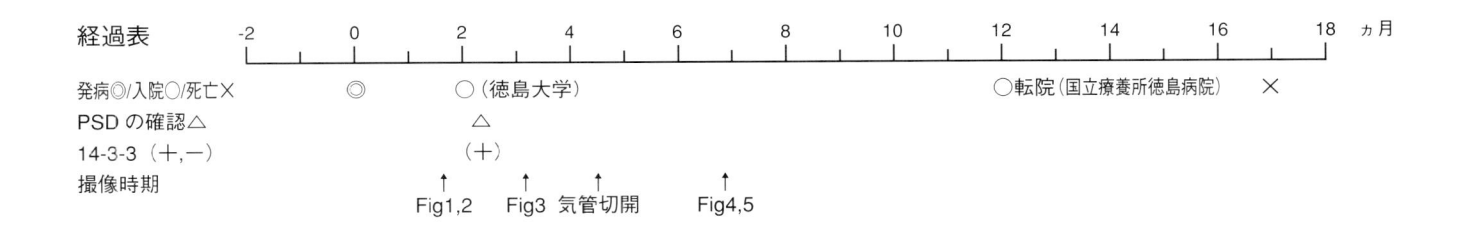

CASE 22

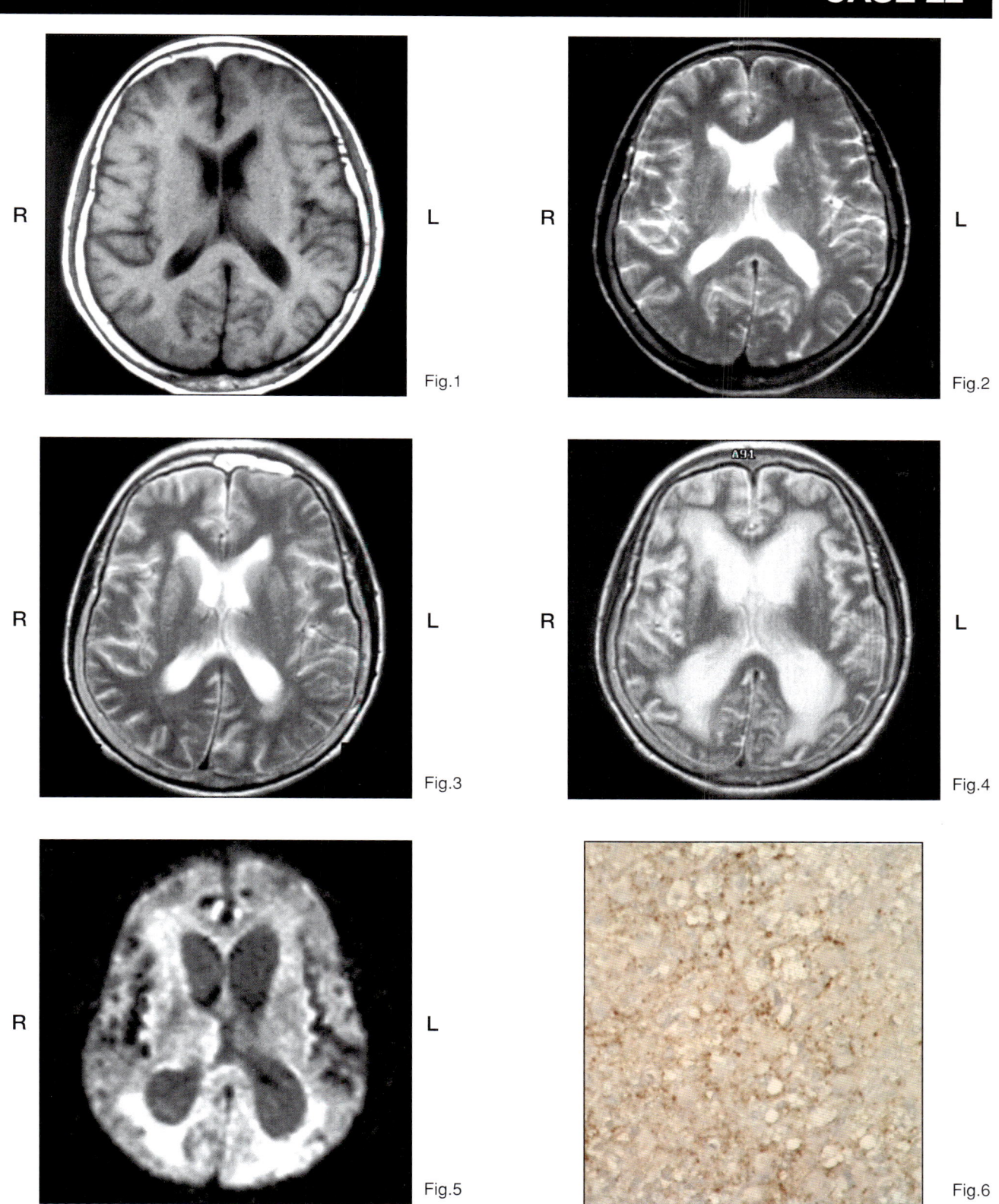

Fig.1

Fig.2

Fig.3

Fig.4

Fig.5

Fig.6

プリオン蛋白遺伝子解析並びに脳組織標本を作製いただいた東北大学病態神経学分野・北本哲之先生，14-3-3蛋白を測定いただいた九州大学脳神経病研・堂浦克美先生，さらに剖検並びに組織写真をいただいた徳島大学第一病理・佐野壽昭先生に深謝いたします。

足立克仁・国重 誠

不眠で発症し緩徐な経過をしめす sCJD

診　　断： sCJD（possible）

経　　過： 45歳（女性）
1997年10月頃より不眠を訴え近医に通院した。同年12月頃より歩行時のふらつき，手のふるえ，"きょろきょろ"した眼球運動が出現した。1998年9月K大学病院神経内科に入院，入院時錐体路徴候および小脳症状を認め，その後高度の記銘力障害を伴った。1999年6月当科紹介となるが，痴呆が進行した。2001年6月には四肢にミオクローヌスが出現した。現在 akinetic mutism の状態である。

検査成績：　①脳波のPSD：－　　　　　④脳生検：－
　　　　　　②髄液の14-3-3蛋白：＋　　⑤剖検例：－
　　　　　　③プリオン遺伝子変異：－　⑥特記すべき検査値：なし

ポイント：不眠にて発症し緩徐な経過をしめし，MRI Proton 強調画像では両側の線条体および視床内側核に高信号変化がみられた。孤発性致死性不眠症 sporadic fatal insomnia との関連が疑われる症例である。

Fig.1　脳MRI：T1強調画像/1.0T, SE法, TR500ms, TE15ms。発症から約1年10ヵ月後（1999年8月31日）。
明らかな異常はみられない。

Fig.2　脳MRI：T2強調画像/1.0T, FSE法, TR2500ms, TE90ms。発症から約1年10ヵ月後（1999年8月31日）。
両側の尾状核頭，被殻が軽度の高信号をしめす。

Fig.3　脳MRI：Proton強調画像/1.0T, FSE法, TR2500ms, TE20ms。発症から約1年10ヵ月後（1999年8月31日）。
両側の尾状核頭，被殻および視床に高信号あり。また両側帯状回および右大脳半球皮質に沿って高信号を認める。

Fig.4　脳MRI：Proton強調画像/1.0T, FSE法, TR2500ms, TE20ms。発症から約1年10ヵ月後（1999年8月31日）。
右頭頂葉および後頭葉皮質に著明な高信号を認める。

Fig.5　脳MRS：H1-MRS（右視床）/1.5T, TR1500ms, TE136ms, voxel size $2*2*2cm^3$。発症から約4年5ヵ月後（2002年3月20日）。
N-acetylaspartate のシグナルの減少がみられる。

Fig.6　脳MRI：T2強調画像/1.5T, FSE法, TR4000ms, TE96ms。発症から約5年後（2002年9月17日）。
著明な大脳萎縮および脳室の拡大とともに白質の高信号がみられる。

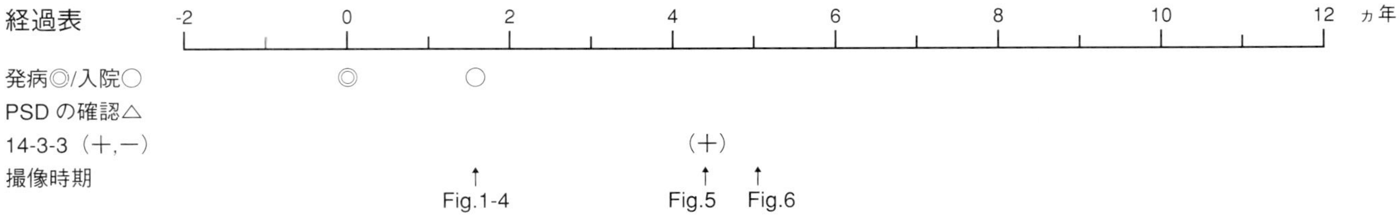

CASE 23

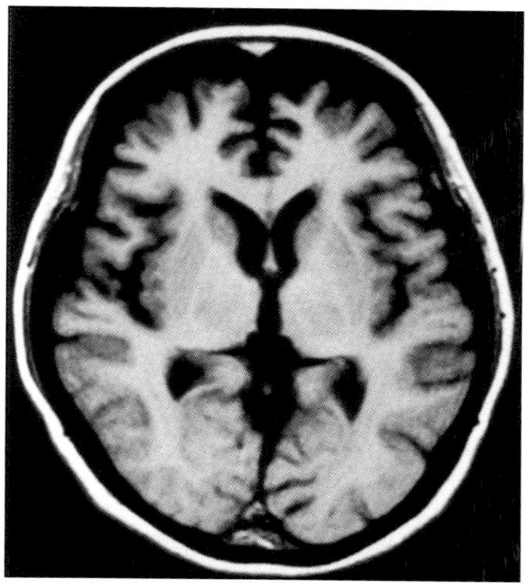

Fig.1

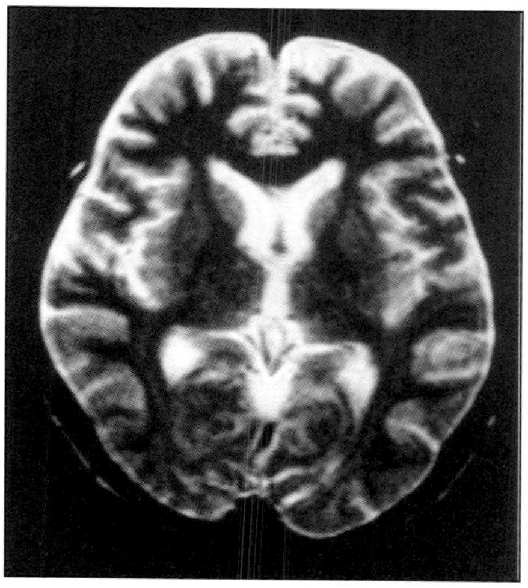

Fig.2

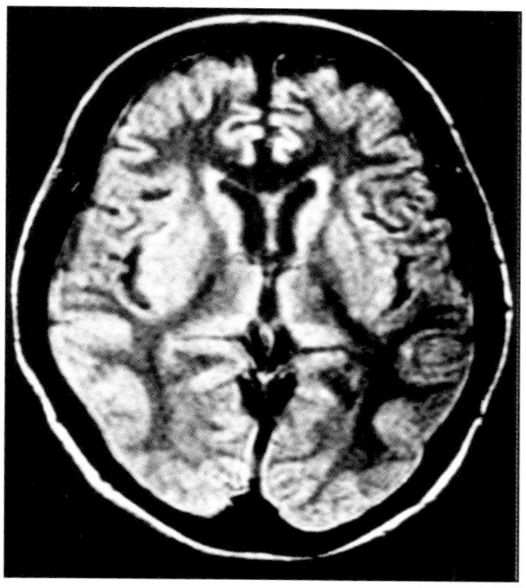

Fig.3

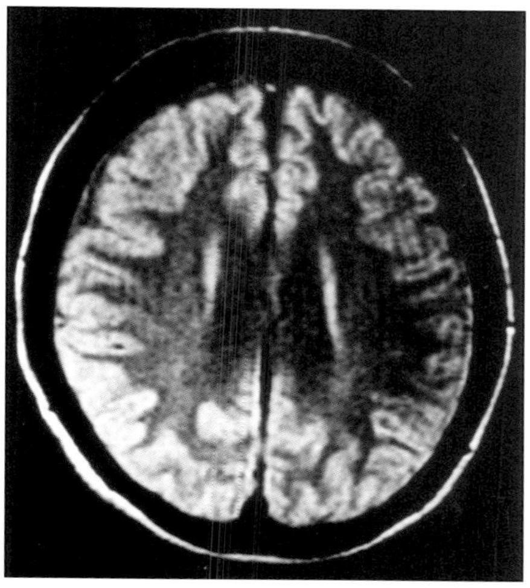

Fig.4

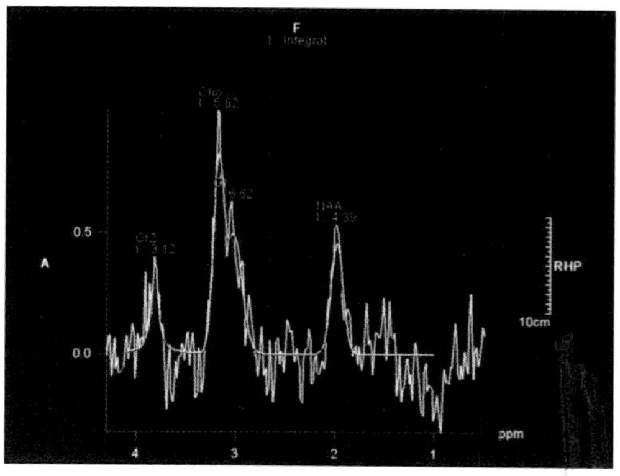

Fig.5

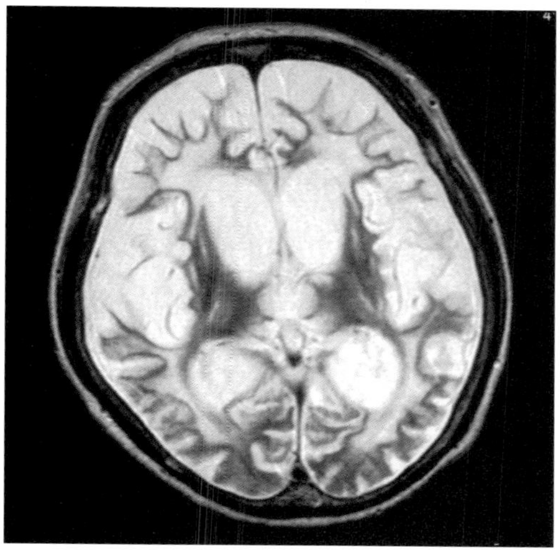

Fig.6

参考文献
Parchi P, Capellari S, Chin S, et al. : A subtype of sporadic prion disease mimicking fatal familial insomnia. Neurology 52:1757-1763, 1999

木村暁夫

sporadic fatal insomnia

診　　断：sFI（definite）

経　　過：74歳（男性）
平成10年2月頃から書字障害が出現。3月には着衣失行，道順障害，不眠（2時間程度）も加わり，7月見当識障害進行。9月四肢に動作性ミオクローヌス出現，10月立位困難となり，徐々に四肢筋緊張亢進し，平成11年には無動性無言状態へと進行した。その後しばらく著変なく，平成12年7月肺炎合併し逝去。

検査成績：
① 脳液のPSD：－
② 髄液の14-3-3蛋白：未検
③ プリオン遺伝子変異：－
④ 脳生検：－
⑤ 剖検例：＋
⑥ 特記すべき検査値：剖検脳切片にてプリオン遺伝子コドン129多型はメチオニン／メチオニン，Westernブロットではタイプ2の異常プリオン（＋）

ポイント：MM2視床型のsporadic fatal insomnia（sFI）である。脳萎縮の進行は，いわゆる古典型CJD（MM1型）と比べて緩やかであった。視床内側部の萎縮の進行と信号強度の変化を経時的に観察し得た。

Fig.1　頭部MRI：T2強調画像/1.5T東芝。発症から3ヵ月（1998年5月）
前・側頭葉優位に軽度の脳萎縮を認める。基底核の信号強度変化は認めない。

Fig.2　頭部MRI：FLAIR画像/1.5T東芝。発症から9ヵ月（1998年11月）
脳萎縮，脳室周囲の高信号は軽度進行。第三脳室の拡大傾向あり。

Fig.3　頭部MRI：FLAIR画像/1.5T東芝。発症から13ヵ月（1999年3月）
脳萎縮，脳室周囲の高信号はさらに進行。視床はやや凹むように萎縮し，内側部が軽度高信号化している。

Fig.4　頭部MRI：FLAIR画像/1.5T東芝。発症から18ヵ月（1999年8月）
脳萎縮，大脳白質の高信号を認めるが，その進行はいわゆる古典的CJDと比べると軽度である。視床内側部の萎縮，高信号化が進行している。

Fig.5　頭部CT：発症から27ヵ月（2000年5月）
脳萎縮，大脳白質の高信号は進行しているが，発症27ヵ月目としては軽度。視床内側が凹むように萎縮している。（四肢屈曲拘縮のためガントリーに入れずMRIは撮像不可であった）

Fig.6　剖検脳の視床冠状断，KB染色
視床内背側核は萎縮・淡明化している。MRIで認められた視床内側部の萎縮・高信号化は，これを捉えたものと思われる。この所見は，冠状断の方が捉えやすいかもしれない。

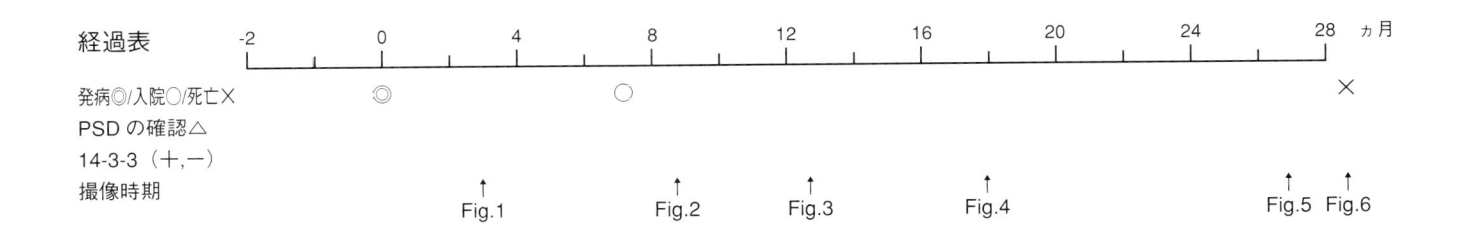

CASE 24

R 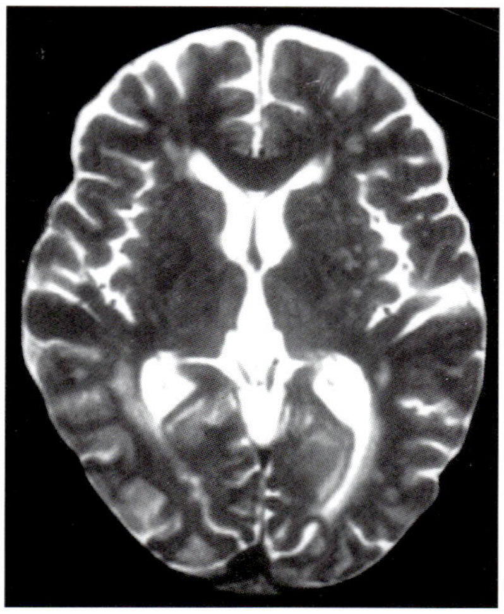 L

Fig.1

R 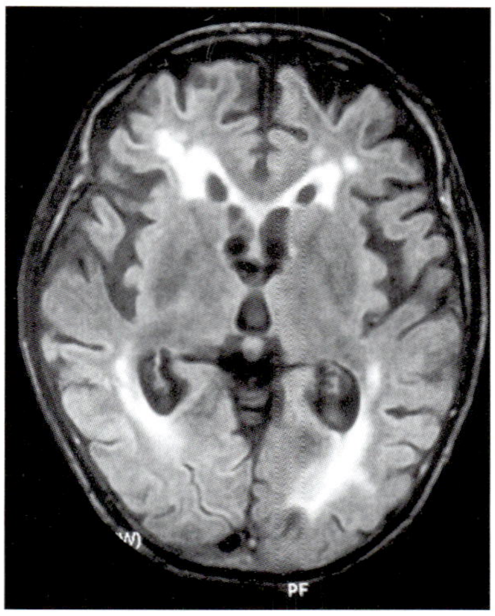 L

Fig.2

R 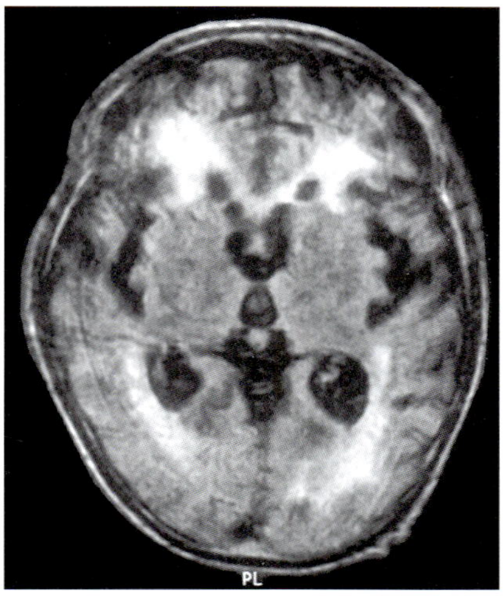 L

Fig.3

R 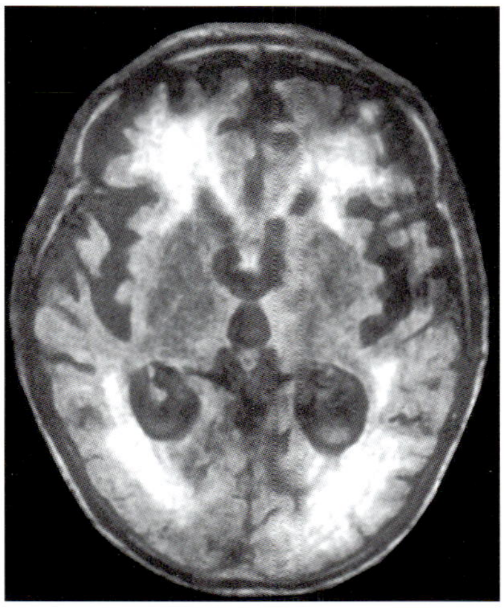 L

Fig.4

R 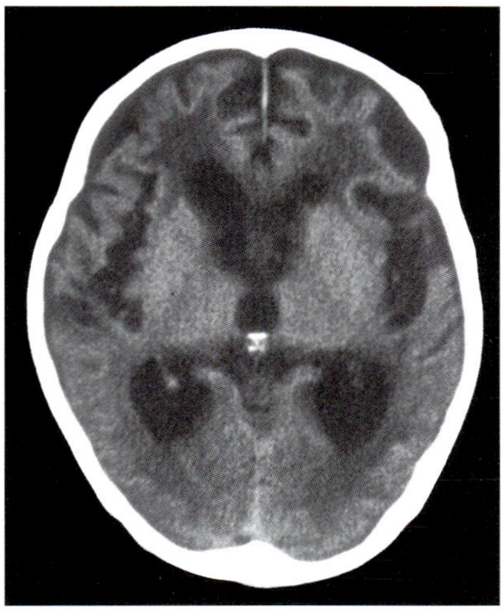 L

Fig.5

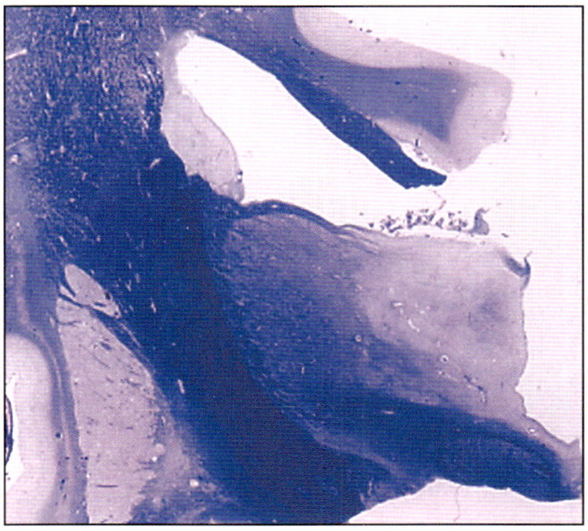

Fig.6

参考文献

Parchi P, Castellani R, Capellari S, et al: Molecular basis of phenotypic variability in sporadic Creutzfeldt-Jakob disease. Ann Neurol 39 : 767-778, 1996

渡邉浩之

硬膜移植の既往を有する CJD

診　　断：硬膜移植例（probable）

経　　過：57歳（男性）
1986年，動静脈奇形の手術を受けた際，人工硬膜の移植を受けている。1995年8月頃，易怒性出現。同年12月より，動揺性歩行となった。1996年1月中旬より，両上下肢のぴくつきが出現し，歩行困難に陥った。同年2月15日に当科初診の際は，ミオクローヌスと右感覚障害を有していた。2月28日より，呼びかけには開眼するがすぐに閉眼してしまうようになった。3月2日には，発語不能となった。6月になるとミオクローヌスは消失した。10月26日より，CO_2ナルコーシスに陥るとともに低体温および血圧低下が出現し，10月29日，死亡した。

検査成績：
①脳液のPSD：＋
②髄液の14-3-3蛋白：＋
③プリオン遺伝子変異：－
④脳生検：－
⑤剖検例：－
⑥特記すべき検査値：なし

ポイント：発症9年前に人工硬膜移植を受けている患者。全経過約1年2ヵ月であったが，続発症の併発もなくCO_2ナルコーシスで死亡した。死亡8日前に撮像されたMRI，T2強調画像（今回画像提示せず）およびFLAIR画像では，大脳皮質の萎縮と大脳白質の広範な高信号域が認められた。

Fig.1　頭部MRI：T1強調画像。CDJ発症7ヵ月目，当科初診時（1996年3月18日）。
　　　AVM手術部位を示す。

Fig.2　頭部MRI：FLAIR画像。CDJ発症7ヵ月目，当科初診時（1996年3月18日）。
　　　AVM手術跡を除く異常所見は認められない。

Fig.3　頭部MRI：FLAIR画像。CDJ発症7ヵ月目，当科初診時（1996年3月18日）。
　　　両側被殻は高信号を呈する。

Fig.4　頭部MRI：FLAIR画像。CDJ発症10ヵ月目（1996年6月5日）。
　　　側脳室の開大と側脳室後角後方白質に高信号域が出現している。

Fig.5　頭部MRI：FLAIR画像。CDJ発症10ヵ月目（1996年6月5日）。
　　　側脳室および第3脳室の開大を認める。

Fig.6　頭部MRI：FLAIR画像。CJD発症14ヵ月目、死亡8日前（1996年10月22日）。
　　　側脳室の著明な開大と大脳白質の広範な高信号域を認める。

Fig.7　頭部MRI：FLAIR画像。CJD発症14ヵ月目、死亡8日前（1996年10月22日）。
　　　大脳白質の広範な高信号域の出現とともに、視床枕も高信号を呈する。

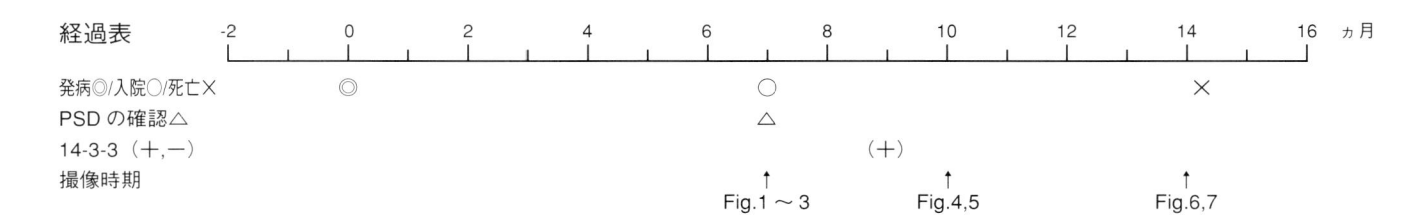

CASE 25

Fig.1

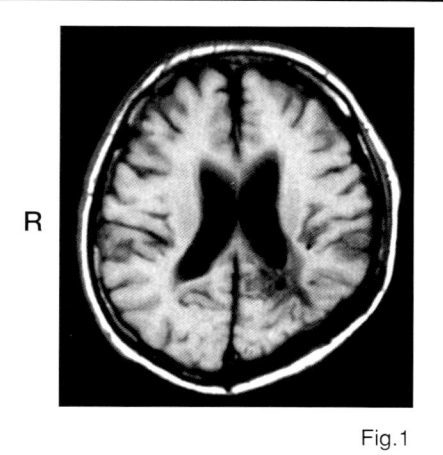

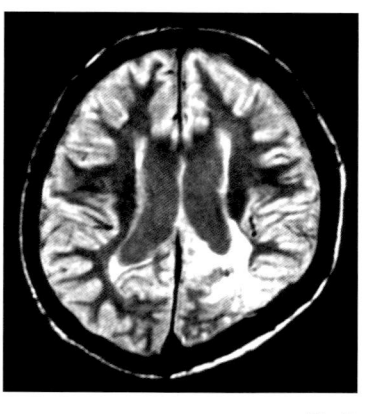

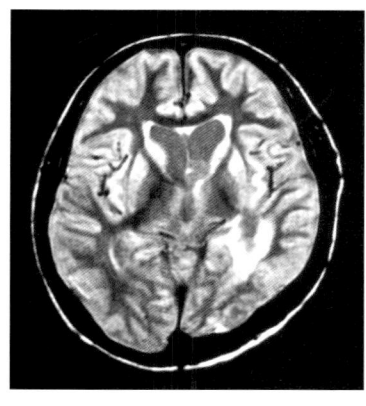

Fig.2

Fig.3

Fig.4

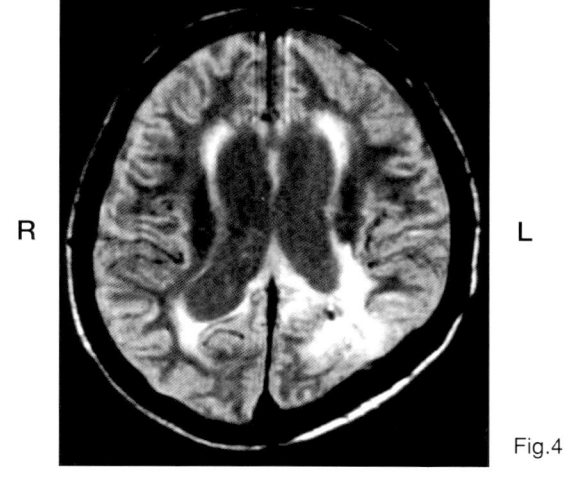

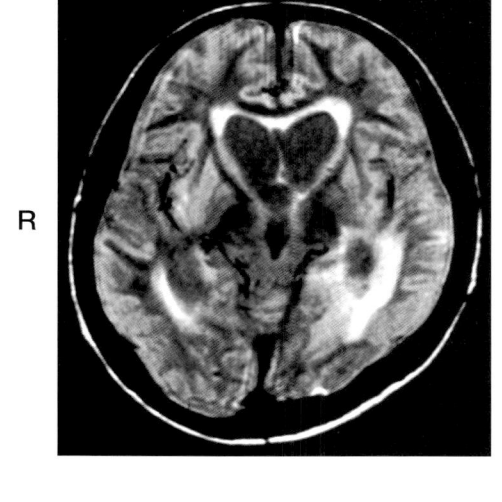

Fig.5

Fig.6

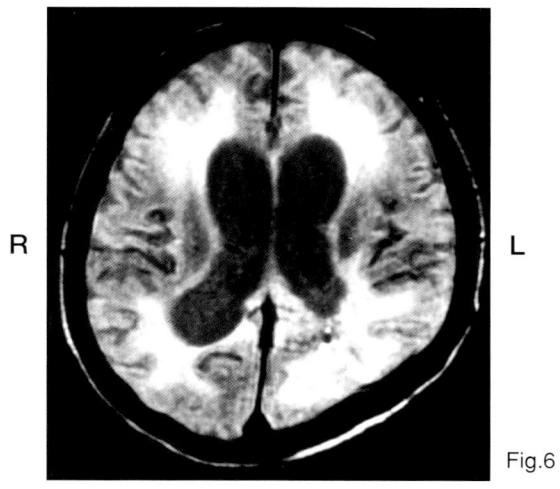

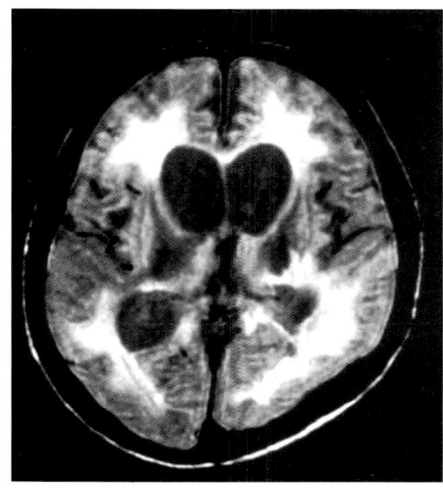

Fig.7

髄膜腫術後10年目に発病したCJD

診　　断：硬膜移植例（probable）

経　　過：67歳（男性）
　1986年右後頭葉の髄膜腫の手術時に硬膜移植を受けた。1995年12月24日頃から視力障害や幻視があり、1996年1月中旬以後、急速に視力低下し2月末入院時には視力は手動弁。その後、左上肢のミオクローヌス、意識障害が出現し進行した。3月6日の脳波で右側頭後頭移行部に焦点性の高振幅鋭波が出現、3月27日にはPLEDs（周期性一側てんかん型放電）を呈し、4月PSDが確認された。

検査成績：　①脳波のPSD：＋　　　　④脳生検：－
　　　　　　②髄液の14-3-3蛋白：　　⑤剖検例：－
　　　　　　③プリオン遺伝子変異：　⑥特記すべき検査値：なし

ポイント：硬膜移植を受けた部位から視覚野に病変を来し皮質性視力障害から急速に意識障害、ミオクローヌスを呈した。脳波所見が右後頭部からの病変の拡大を示唆した。

Fig.1-a, b　脳CT：（1996年2月26日）
　　　　　　b：右後頭葉の部分欠損。

Fig.2　脳波：（1996年3月6日）
　　　　左T6で位相の逆転を示す。

Fig.3　脳波：（1996年3月27日）
　　　　右半球にPLEDsを認める。

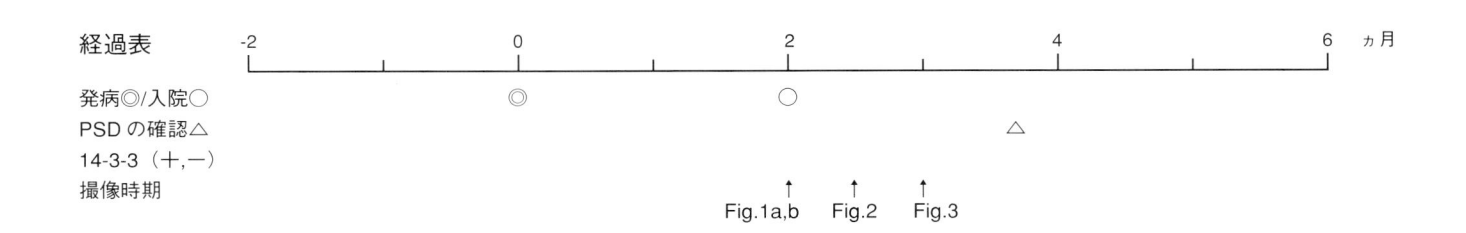

CASE 26

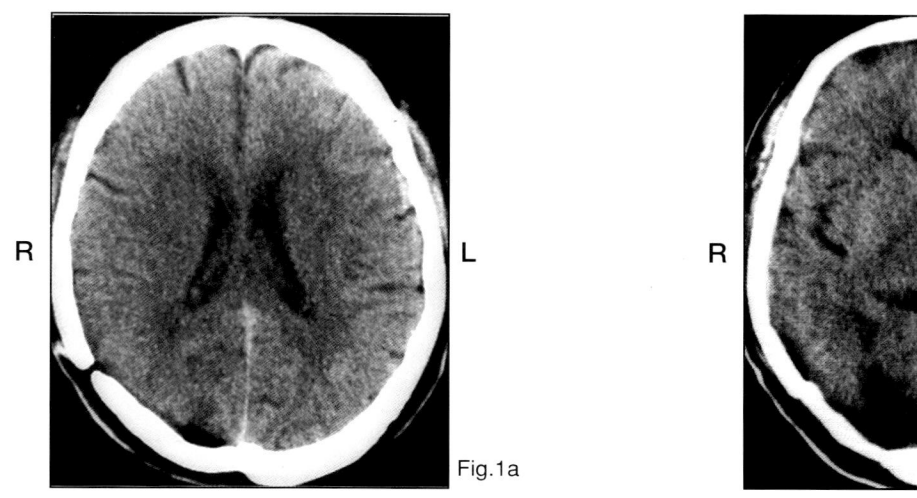

Fig.1a

Fig.1b

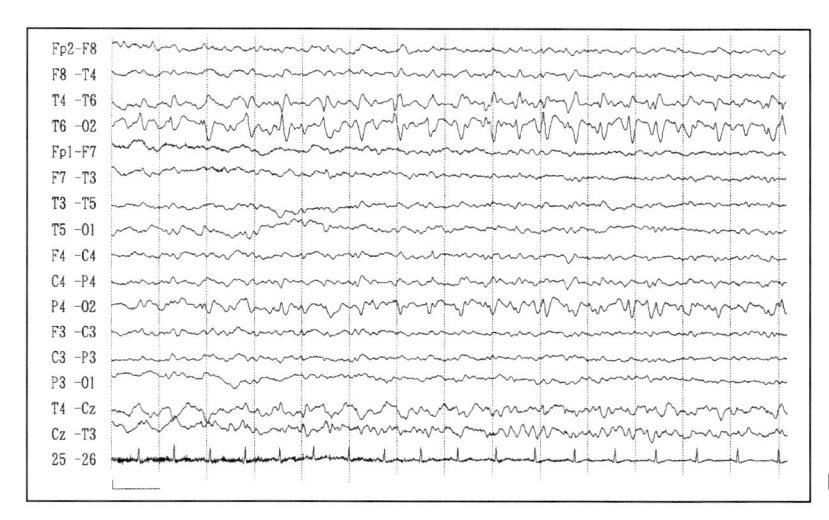

Fig.2

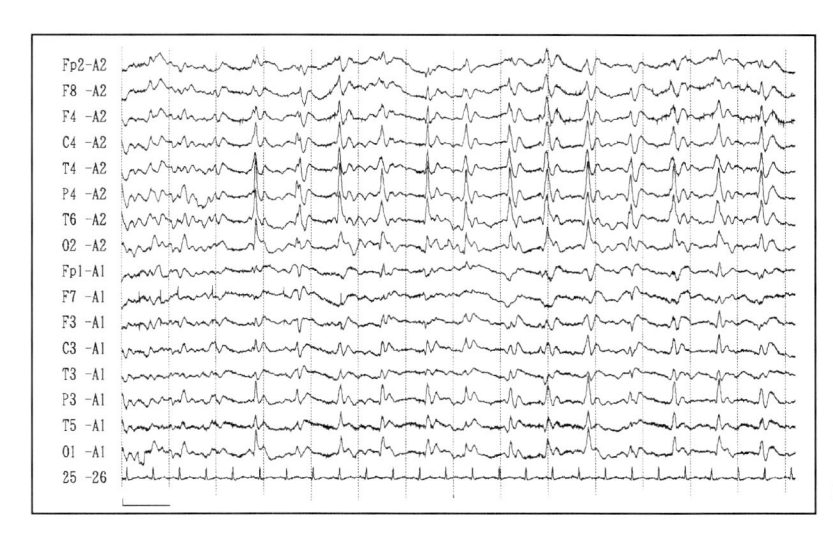

Fig.3

参考文献

黒川勝己,船川格,安田雄,寺尾章:焦点性発射からPLEDs,さらにPSDへ移行したCreutzfeldt-Jacob病,神経内科 48:401-403,1998

林 泰明

頭部MRI拡散強調画像上の高信号域病変はミクログリアの増生を反映している

診　　　断：遺伝子異常を有すCJD（definite）

経　　　過：54歳（女性）
1999年3月下旬から左上下肢の脱力が徐々に出現し，1999年4月15日から，歩行困難となり，1999年5月7日入院となる。入院後，家族歴，遺伝子検査，画像検査から家族性CJDと診断した。以後亡くなられるまで計6回頭部MRI拡散強調画像を施行し，最終的に画像と病理所見との対比を行った。

検査成績：　①脳波のPSD：＋　　　　　④脳生検：－
　　　　　　②髄液の14-3-3蛋白：＋　　⑤剖検例：＋
　　　　　　③プリオン遺伝子変異：＋　⑥特記すべき検査値：
　　　　　　　（変異コドン：200 Glu → Lys）

ポイント：計6回の拡散強調画像MRIで経過観察し得た，家族性Creutzfeldt-Jakob病の54歳女性例である。死亡10日前のdiffusion MRIと病理所見の比較により画像上高信号の部分にはミクログリアの増生が認められ，低信号の部分にはミクログリアの増生が認められなかったことから，diffusion MRIの高信号はミクログリアの増生を反映しているものと思われた。

Fig.1　脳MRI：拡散強調画像。CJD発症から1.5ヵ月後（1999年5月）。
　　　　右被殻，尾状核，右帯状回皮質，右側頭葉皮質に高信号域病変を認める。

Fig.2　脳MRI：拡散強調画像。CJD発症から2.5ヵ月後（1999年6月）。
　　　　高信号域病変が右だけでなく左基底核，左帯状回皮質にも及んでいる。

Fig.3　脳MRI：拡散強調画像。CJD発症から4ヵ月後（1999年8月）。
　　　　脳萎縮が著明となり，右大脳半球の高信号は等信号となり左大脳皮質の高信号が著明となっている。

Fig.4　脳MRI：拡散強調画像。CJD発症から約5ヵ月後（1999年9月）。
　　　　脳萎縮はさらに著明となり，左大脳半球皮質全体が高信号となっている。

Fig.5　病理組織（抗CD68抗体による免疫組織学的染色）：300倍。剖検からの標本（1999年9月）。
　　　　右前頭葉皮質であるが，ミクログリアを認めない。

Fig.6　病理組織（抗CD68抗体による免疫組織学的染色）：300倍。剖検からの標本（1999年9月）。
　　　　左前頭葉皮質にはミクログリアの増生を顕著に認める。

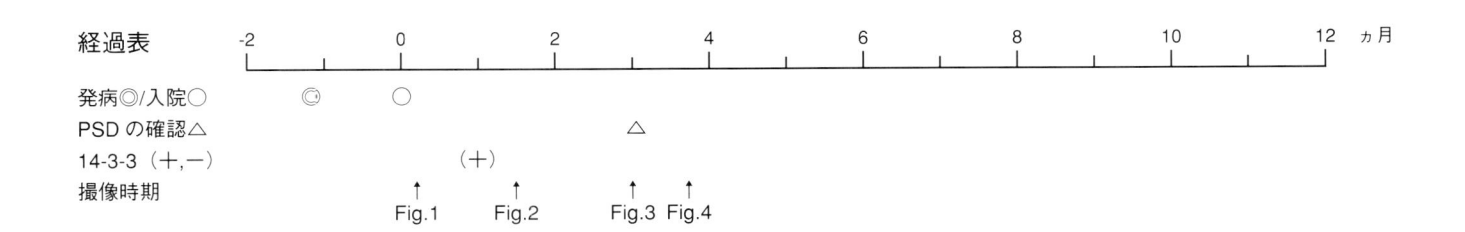

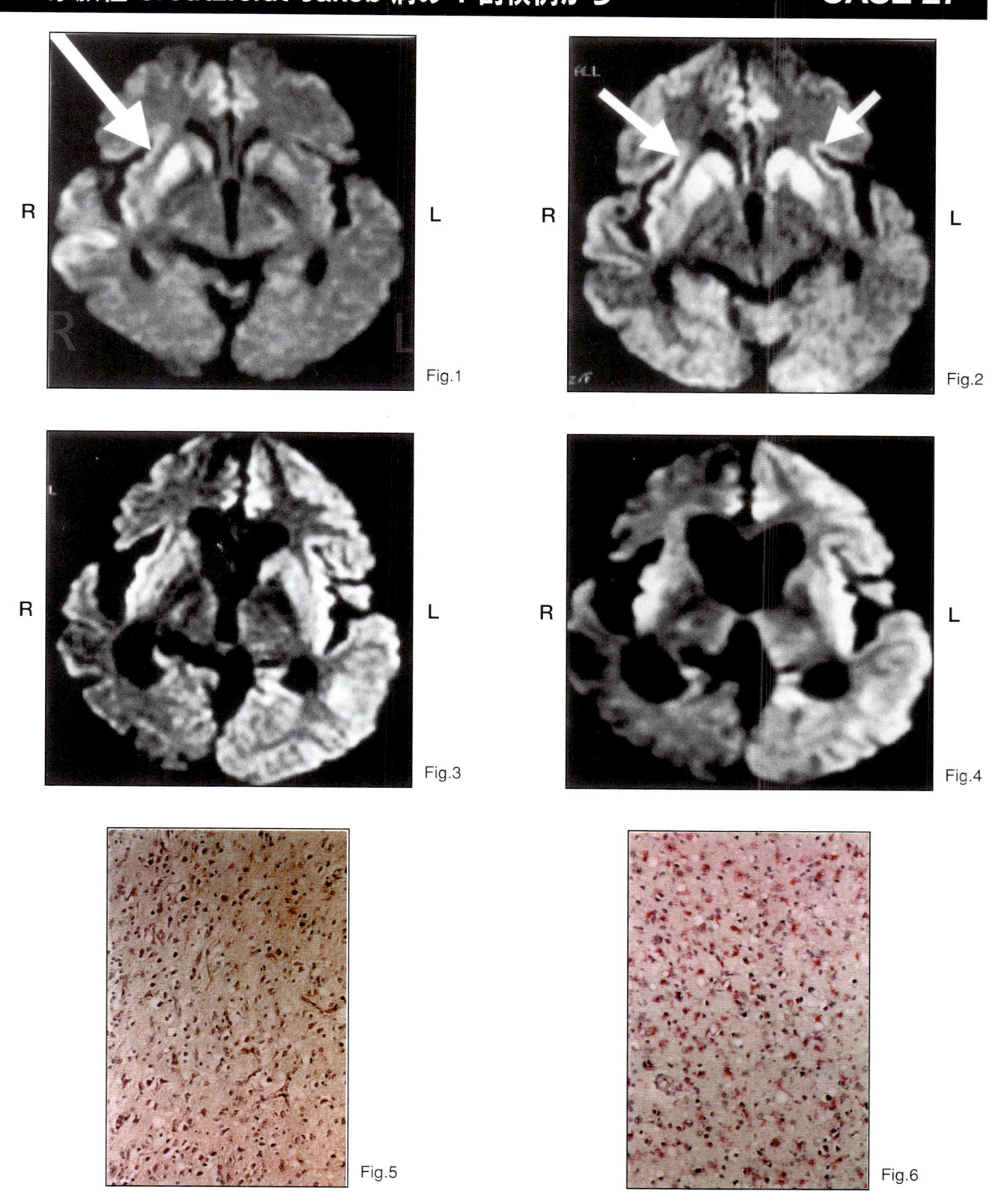

―家族性 Creutzfeldt-Jakob 病の 1 剖検例から― CASE 27

Fig.1

Fig.2

Fig.3

Fig.4

Fig.5

Fig.6

参考文献

渡部雄治, 若林規良, 妹尾晴夫, 長崎真琴, 小林祥泰：頭部 MRI 拡散強調画像上の高信号域病変はミクログリアの増生を反映している―家族性 Creutzfeldt-Jakob 病の 1 剖検例から―. 神経内科 56（4）：353-358, 2002

檜垣雄治

SPECTにて興味ある所見を認めたcodon180変異

診　　断：遺伝子異常を有すCJD

経　　過：79歳（女性）
2000年9月頃から手紙や年賀状が書けないと話していた。徐々に動作が遅くなり，口数も少なくなったために2001年4月近医を受診し，パーキンソン症候群と診断された。その後，言語での理解ができず痴呆症状が明らかになり，2001年3月に当院へ入院した。入院時は，意識は清明ながら無動性無言に近い状態であり，四肢に固縮と無動，全身のミオクローヌスが認められたが，経口摂取は可能であった。2002年7月時点でも四肢拘縮と廃用性筋萎縮以外，神経症状の進行はみられなかった。

検査成績：
①脳波のPSD：－
②髄液の14-3-3蛋白：未験
③プリオン遺伝子変異：＋
　（変異コドン：180 Val→Ile，129多型(Met/Val)）
④脳生検：－
⑤剖検例：－
⑥特記すべき検査値：

ポイント：プリオン遺伝子異常の検索により，コドン180番のVal→Ile変異のみられるCreuztfeldt-Jakob病(CJD)であることが判明した。MRIの拡散強調画像では，大脳皮質に沿ってリボン状に高信号領域を認めた。周期性脳波異常がみられないことと進行が比較的緩徐である点は，これまでのコドン180変異CJDの報告例と合致していた。脳血流シンチグラフィー，3D-SSP標準化画像で病変を確認したところ，MRIで異常信号がみられた後頭葉だけでなく，中心溝付近にも相対的な血流増加がみられた点が特異と考えられた症例であった。

Fig.1　脳MRI：T1強調画像（TR:TE=500:10.0msec）/1.5T GE社。（2000年8月13日）。
　　　年齢相応の大脳萎縮を認めるのみであった。

Fig.2　脳MRI：T2強調画像（TR:TE=3400:100msec）/1.5T GE社。（2000年8月13日）。
　　　頭頂葉，側頭葉，後頭葉皮質の一部が淡い高信号となっていた。

Fig.3　脳MRI：MRI拡散強調画像（TR:TE=10000:100msec）/1.5T GE社。（2000年8月13日）。
　　　大脳皮質に沿ってリボン状に高信号領域が認められたが基底核には異常が見られなかった。

Fig.4　脳SPECT：^{123}I-IMPによる脳血流シンチグラフィー/GCA9300 東芝。（2000年11月4日）。
　　　MRIの拡散強調画像やT$_2$強調画像で異常が見られた部位は大脳血流は相対的に増加していた。

Fig.5　脳SPECT：^{123}I-IMPによる脳血流シンチグラフィーの3D-SSPによる標準化画像。（2000年11月4日）。
　　　後頭葉だけでなく中心溝付近にも相対的血流増加がみられた。

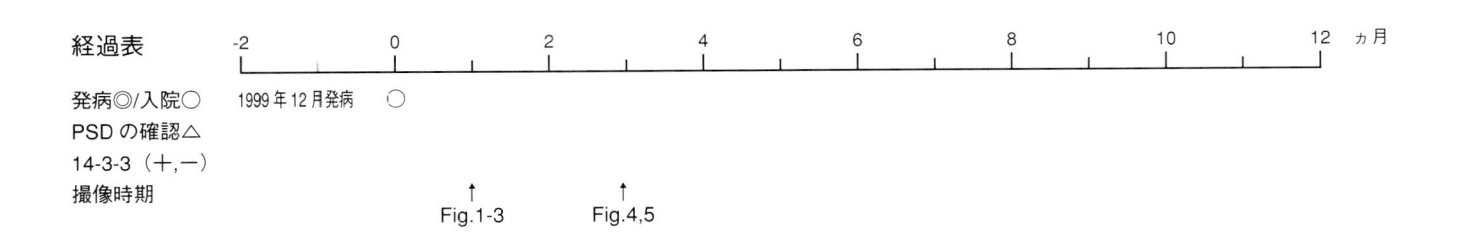

Creutzfeldt-Jakob 病の 1 例

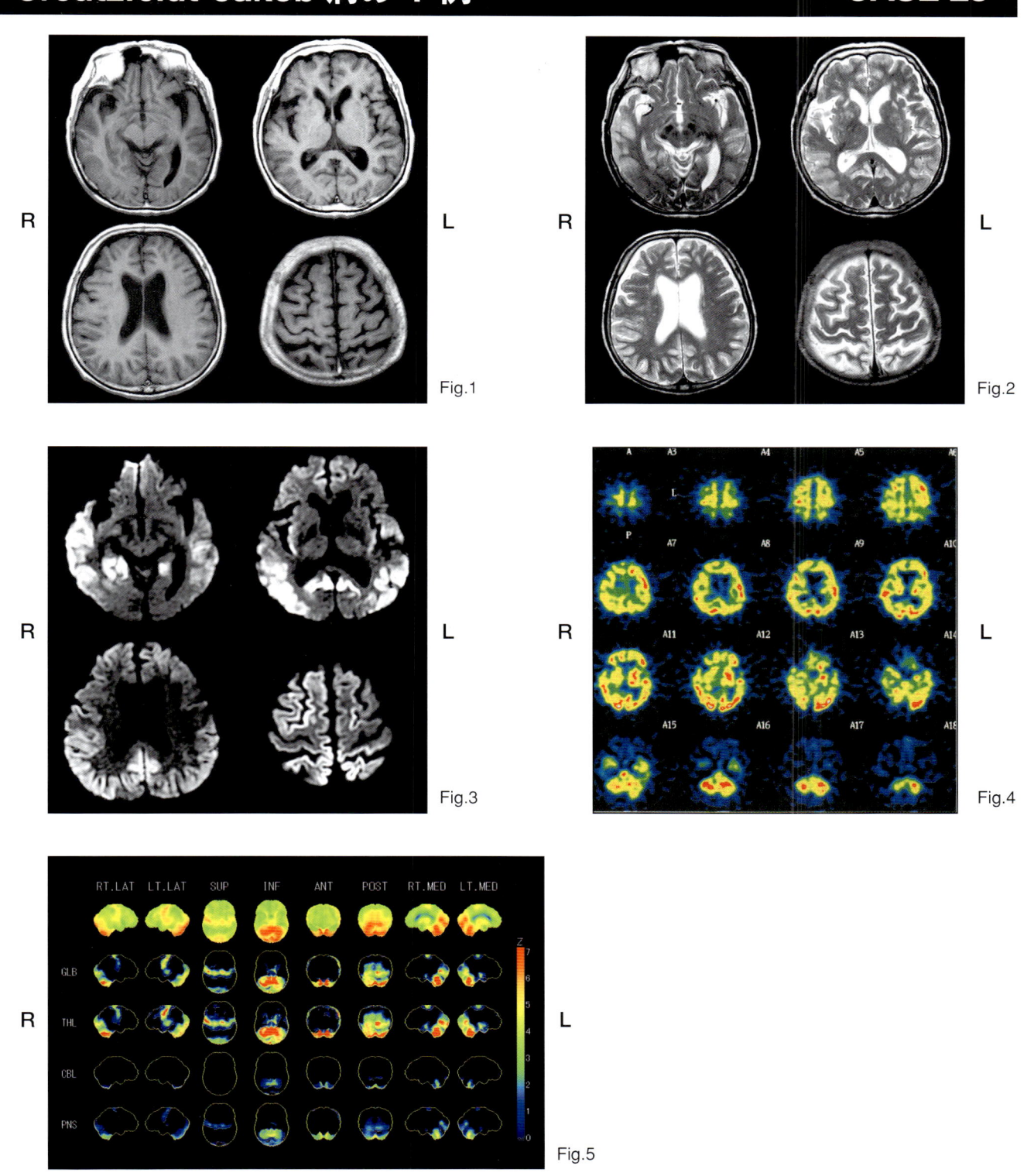

Fig.1

Fig.2

Fig.3

Fig.4

Fig.5

参考文献
1) 岩崎　靖，曽根美恵，加藤武志，他：プリオン遺伝子 codon180 の点変異とことなるアリル上に codon 129 の多型をともなった Creutzfeldt-Jakob 病の臨床病理学的特徴．臨床神経　39：800-806、1999
2) Mathews D, Unwin DH：Quantitative cerebral blood flow imaging in a patient with the Heidenhain variant of Creutzfeldt-Jakob disease. Clin Nucl Med　26：770-773、2001
3) Matsuda M, Tabata K, Hattori T, et al.：Brain SPECT with ^{123}I-IMP for the early diagnosis of Creutzfeldt-Jakob disease. J Neurol Sci　15：5-12、2001

下川周・富樫慎治・新藤和雅・塩澤全司

プリオン蛋白遺伝子 codon180 に点変異が認められた CJD

診　　断：遺伝子異常を有す CJD（definite）

経　　過：発症時 74 歳（男性）

平成 7 年 4 月（74 歳）に歩行時にふらつき，発語量が減少し，4 日後には起立不能になった。その後，急速に痴呆が進行し，1 ヵ月後に寝た切りに，1 年後には無動性無言になった。ミオクローヌスや驚愕反射は平成 7 年 9 月に始まり，11 年夏まで出現したが，脳波では全経過を通じて PSD を認めなかった。プリオン蛋白遺伝子の検索でコドン 180 に点変異（Val → Ile）をみた。平成 12 年 11 月，肺炎を併発し死亡した。全経過は 5 年 7 ヵ月だった。神経病理学的には，広範な大脳萎縮，神経細胞脱落，海綿状変化，グリオーシス，プリオン蛋白免疫染色陽性（synaptic type）などを認めたが，CJD 典型例に比較すると，変性が軽度で，特に小脳が良く保たれていた。

検査成績：　①脳波の PSD：－　　　　　④脳生検：未検
　　　　　　②髄液の 14-3-3 蛋白：未検　⑤剖検例：＋
　　　　　　③プリオン遺伝子変異：＋　　⑥特記すべき検査値：－
　　　　　　　（変異コドン：180）

ポイント：プリオン遺伝子コドン 180 に点変異を有する CJD には，①高齢発症，②緩徐な進行，③脳波上 PSD を欠くなどの臨床的特徴がある。MRI より，典型的 CJD に比し脳萎縮の進行が緩徐であることが見て取れ，病状の緩徐な進行と対応する。T2 強調画像において大脳皮質に高信号を認めるが，拡散強調画像により比較的早期から大脳皮質や基底核部の病変を検出しえ，少なくとも早期には，後頭葉と小脳が保持されることが特徴的である。

Fig.1　脳 MRI：T1 強調画像。発症から 1 ヵ月（平成 7 年 5 月）。
　　　　脳萎縮を認めない。

Fig.2　脳 MRI：T2 強調画像。発症から 1 ヵ月（平成 7 年 5 月）。
　　　　大脳半球白質に散在性高信号域を認める。

Fig.3　脳 MRI：T1 強調画像。発症から 6 ヵ月（平成 7 年 10 月）。
　　　　軽度の全般性脳萎縮を認める。

Fig.4　脳 MRI：T2 強調画像。発症から 6 ヵ月（平成 7 年 10 月）。
　　　　大脳皮質に広範に高信号を認めるが，後頭葉は保たれている。

Fig.5　脳 MRI：T1 強調画像。発症から 1 年 2 ヵ月（平成 8 年 6 月）。
　　　　脳萎縮は高度となった。

Fig.6　脳 MRI：T1 強調画像。発症から 3 年 10 ヵ月（平成 11 年 2 月）。
　　　　脳萎縮はさらに進行し，著しく高度である。

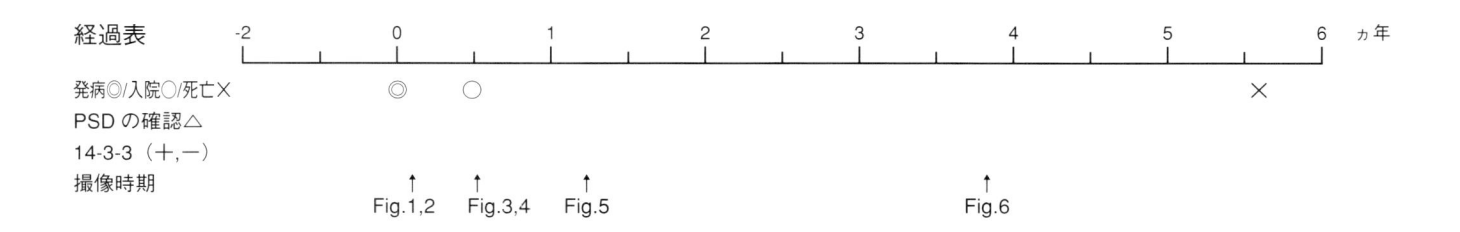

経過表

発病◎/入院〇/死亡×
PSD の確認△
14-3-3（＋，－）
撮像時期　　Fig.1,2　Fig.3,4　Fig.5　　　　Fig.6

CASE 29

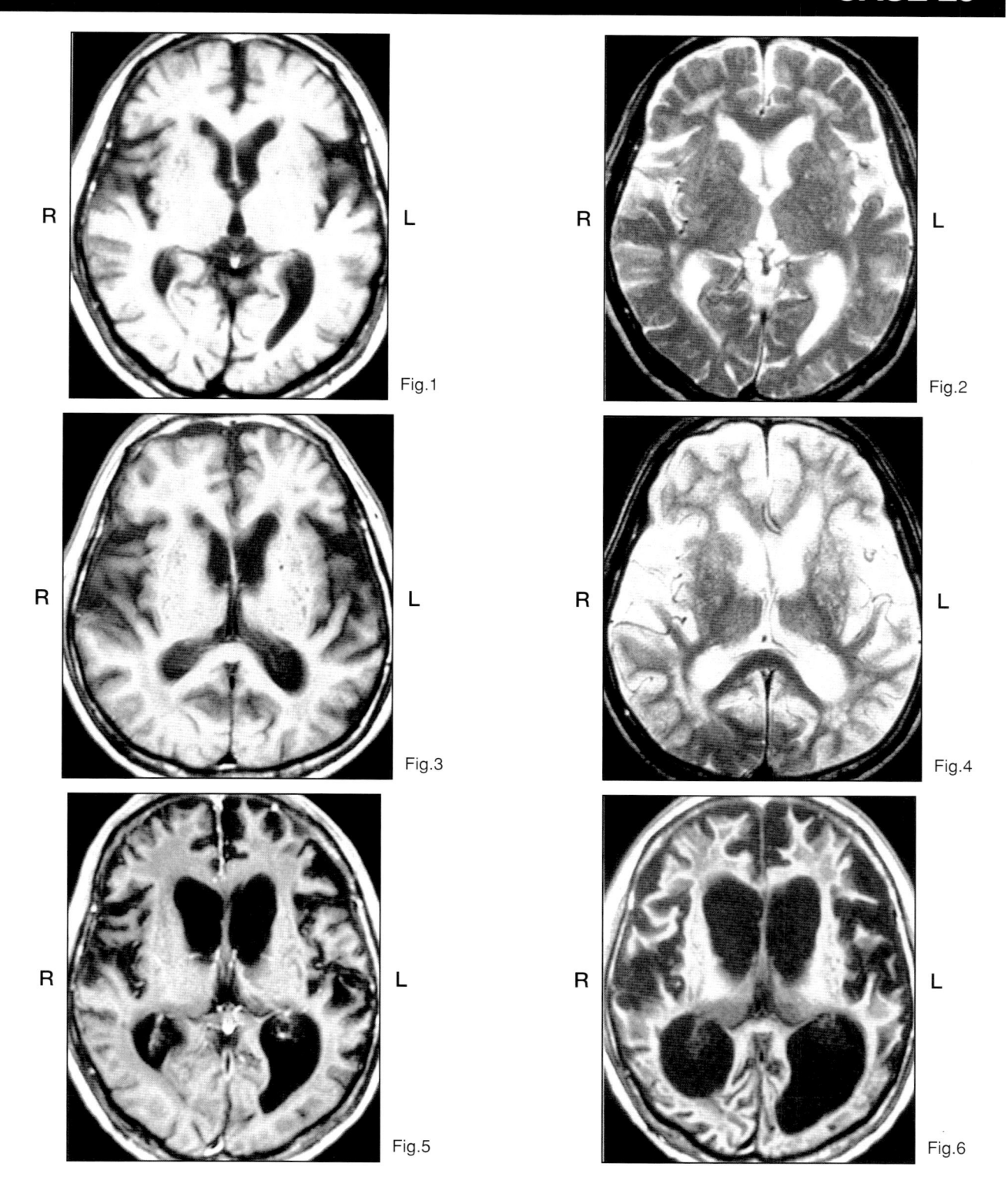

Fig.1

Fig.2

Fig.3

Fig.4

Fig.5

Fig.6

参考文献
1) 小林俊輔, 大内敏宏, 真木寿之：特異な MRI 所見を呈し, プリオン蛋白遺伝子 codon180 の点変異を認め Creutzfeldt-Jakob 病と考えられた 1 例. 臨床神経 37：671-674, 1997.
2) 松崎理子, 千田圭二, 宮澤康一ら：プリオン蛋白遺伝子コドン 180 に点変異を認めたクロイツフェルト・ヤコブ病の一剖検例. Neuro・Infection 6：67-68, 2001
3) Jin K, Shiga Y, Shibuya S, Chida K, et al.: Chinical features of Creutzfeldt-Jakob disease with V180I mutation. Neurology 2004; 62: 502-505

千田圭二

MRI 拡散強調画像で異常信号を経時的に追った家族性 CJD（コドン 200 変異）

診　　断：遺伝子異常を有す CJD（definite）

経　　過：58 歳（女性）
言葉がうまく出にくい，右手動作がぎこちないという左右差のある大脳皮質機能障害で発症。活動性の低下，認知機能の低下が急速に進行した。その後，ミオクローヌスや脳波上の PSD の出現をみた。家族歴，プリオン蛋白遺伝子コドン 200 変異（Glu → Lys）の確認により，家族性クロイツフェルトヤコブ病（CJD）と診断した。発症 2 ヵ月後には，無動性無言となり，発症 6 ヵ月後に死亡，剖検を行った。経過を追った頭部 MRI，病理所見を呈示する。

検査成績：　①脳波の PSD：＋　　　　④脳生検：－
　　　　　　②髄液の 14-3-3 蛋白：＋　⑤剖検例：＋
　　　　　　③プリオン遺伝子変異：＋　⑥特記すべき検査値：なし
　　　　　　　（変異コドン：200 Glu → Lys）

ポイント：病初期，MRI 拡散強調画像（DWI）で左大脳皮質，尾状核，基底核，に異常信号を認めたが，その後，これらの病巣は，萎縮し，かわって小脳皮質，視床に DWI で異常信号を認めた。また，病理所見では，DWI で異常信号を認めた大脳，視床，小脳等で，神経細胞の脱落，海綿状変化，グリオーシスを認めた。

Fig.1　脳 MRI：（上段）FLAIR 画像，（下段）拡散強調画像（DWI）。発症から 3 週間後。
両側尾状核，被殻（左側により強い），左前頭葉，側頭葉，頭頂葉皮質に高信号を認めた。とくに両側尾状核，被殻，左帯状回，左島回に強い高信号を認め，DWI において，より顕著であった（矢印）。後頭葉，小脳には異常信号は認めなかった。

Fig.2　脳 MRI：（上段）FLAIR 画像，（下段）拡散強調画像（DWI）。発症から 2 ヵ月後。
Flair，DWI において，両側尾状核，被殻，両側前頭葉，側頭葉，頭頂葉皮質に高信号を認めた。また，後頭葉にも高信号域が出現したが（矢印），小脳の異常信号は明らかではない。また，いずれの部位でも萎縮は明らかではない。

Fig.3　脳 MRI：（上段）FLAIR 画像，（下段）拡散強調画像（DWI）。発症から 5 ヵ月後。
大脳半球の萎縮が著明となっている。発症初期より，Flair，DWI において，高信号を認めた前頭葉，側頭葉，頭頂葉皮質に萎縮は著明である。また，発症初期より，Flair，DWI において，高信号を認めた両側尾状核，被殻でも著明な萎縮が認められる。一方，それまで異常信号を認めなかった，視床，小脳は比較的保たれているが，今回新たに，小脳皮質，視床内側に高信号域が出現している（矢印）。

Fig.4　病理所見：（上段）大脳皮質，（下段）小脳皮質。
大脳は著明な萎縮を認めた。部位による差は認めなかった。また小脳の萎縮も認めた。大脳，小脳，ともにシナプス型の異常プリオン蛋白の沈着を認めた（PrP 染色）。大脳，小脳ともに神経細胞の脱落，海綿状変化を認めた（HE 染色）。また，大脳，小脳ともにグリオーシスを認めた（GFAP，CD68 染色）。これらの所見は小脳と比較し，大脳で顕著であった。

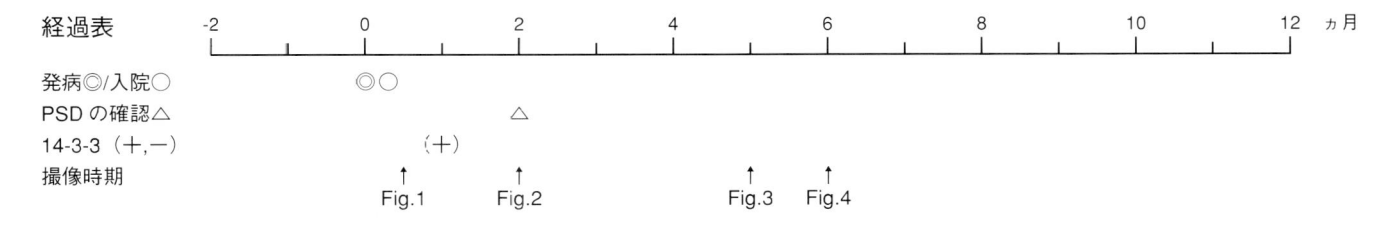

CASE 30

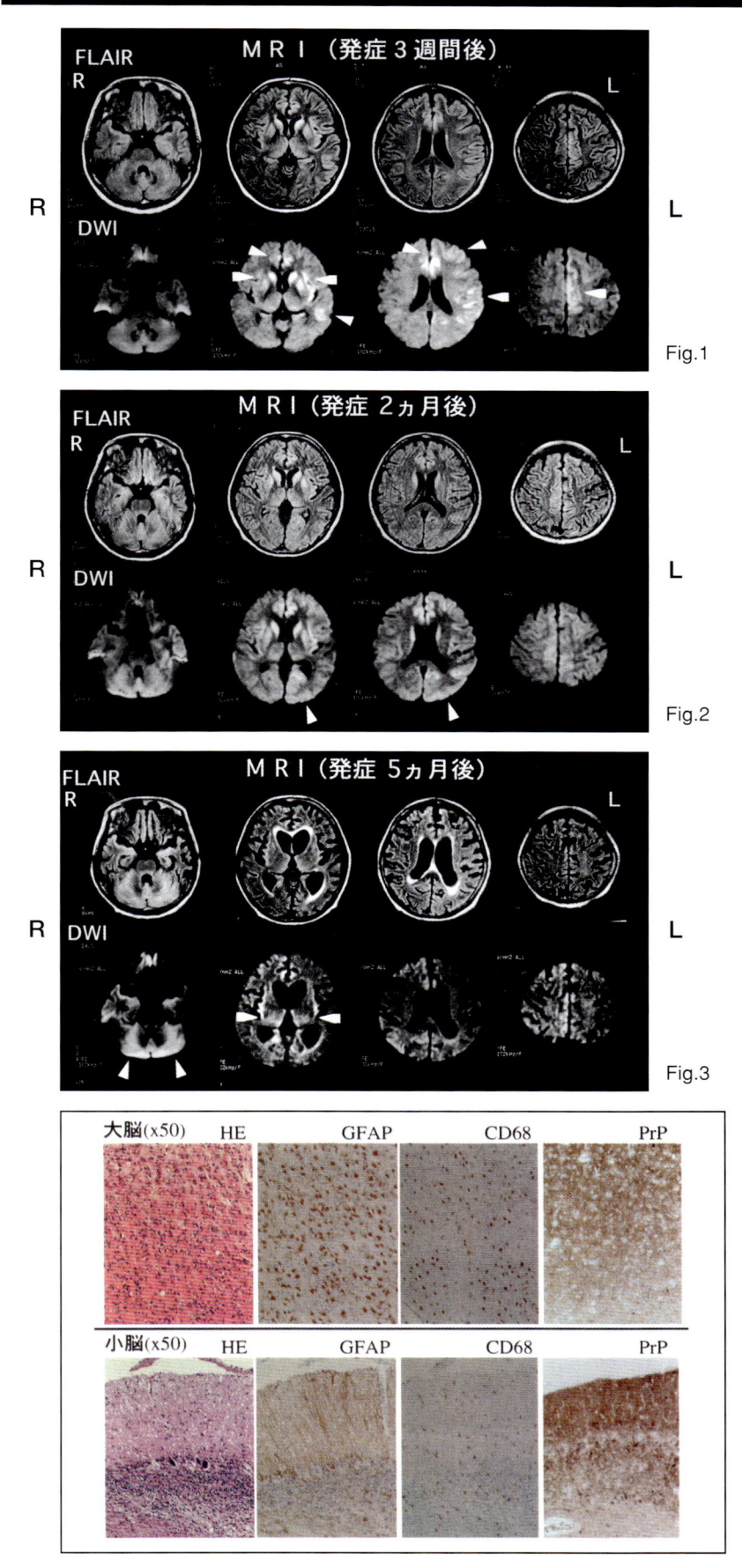

Fig.1 MRI（発症3週間後） FLAIR / DWI

Fig.2 MRI（発症2ヵ月後） FLAIR / DWI

Fig.3 MRI（発症5ヵ月後） FLAIR / DWI

Fig.4 大脳(x50) HE / GFAP / CD68 / PrP　小脳(x50) HE / GFAP / CD68 / PrP

山口浩雄・佐々木健介・波多江智子・藤井直樹

発症時に左不全片麻痺を呈したコドン200変異CJD

診　　断：遺伝子異常を有すCJD

経　　過：70歳（男性）
山梨県出身。平成4年5月から異常言動あり。夜間不穏・徘徊が出現，さらに意思疎通困難となる。ミオクローヌスおよび左弛緩性片麻痺が，入院時一過性に認められた。呼吸不全にて平成5年3月に逝去。

検査成績：
①脳波のPSD：＋
②髄液の14-3-3蛋白：検査せず
③プリオン遺伝子変異：＋
　（変異コドン：200）
④脳生検：施行せず
⑤剖検例：＋
⑥特記すべき検査値：なし

ポイント：家族に類症を認めず，sCJDとしても矛盾しない臨床症候であった。出身地がCJD多発地域と考えられ，プリオン遺伝子異常を検査したところ，本症例および未発症の家族にコドン200変異（Glu→Leu）を認めた。頭部MRIでは左右差不明であったが，SPECT（HMPAO）にて右半球の血流低下を認めた。

Fig.1　頭部MRI：T1強調画像。発症から約1.5ヵ月（入院時）。

Fig.2　頭部MRI：T2強調画像。発症から約1.5ヵ月（入院時）。
左不全片麻痺だが，MRIでは左右差を指摘できなかった。この約3週後のSPECTでは右前頭葉，頭頂葉皮質，および右小脳半球のRI分布が低下していた。

Fig.3　頭部MRI：T1強調画像。発症から約4.5ヵ月。
脳溝，脳室の拡大を認める。

Fig.4　頭部MRI：T2強調画像。発症から約4.5ヵ月。
側脳室前角周囲，後角周囲の白質に高信号所見を認める。

Fig.5　頭部MRI：T1強調画像。発症から約7ヵ月。
Fig.3に比し，さらに萎縮が強くなっている。

Fig.6　頭部MRI：T2強調画像。発症から約7ヵ月。
高信号域は両側被殻，放線冠部に及んでいる。

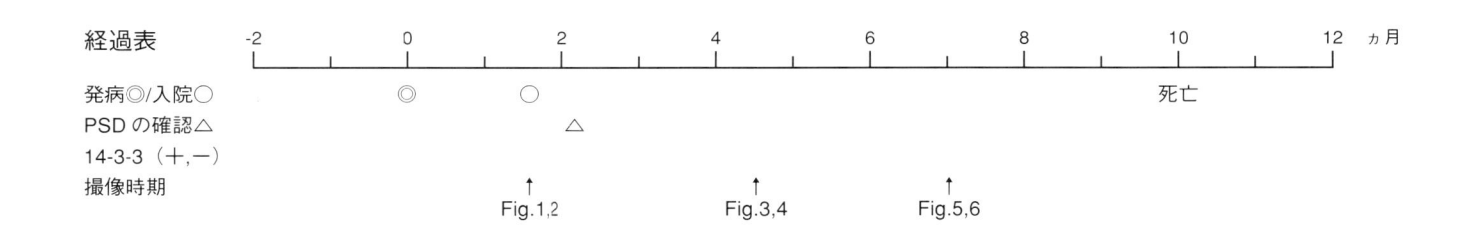

Fig.1

Fig.2

Fig.3

Fig.4

Fig.5

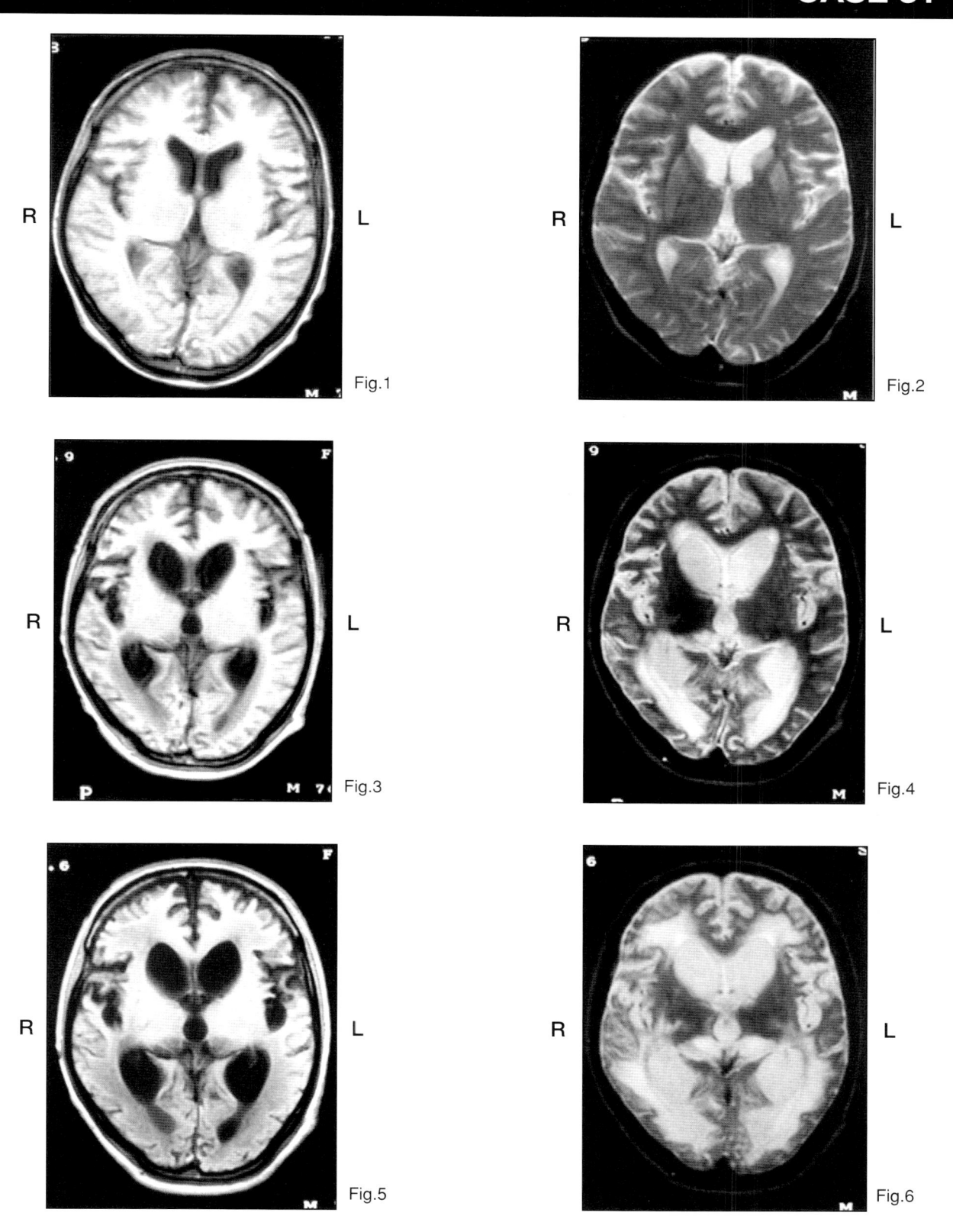

Fig.6

参考文献
古澤英明,伊藤博明,長谷川一子,斎藤豊和,古和久幸,北本哲之:特集:プリオン病研究の最近の進歩　家族性CJD:コドン200変異症例. Dementia 8: 439-446, 1994

プリオン蛋白遺伝子 codon232 に点変異が認められた CJD

診　　断：遺伝子異常を有す CJD（definite）

経　　過：発症時 67 歳（女性）
　　　　　過去に著患を知らず，血縁に類症者のない旅館従業員が，平成 4 年 7 月上旬に手足のしびれと脱力感で発症し，8 月上旬に口数が少なくなり寝た切りとなった。8 月 13 日の入院時には自発言語なく，四肢にパラトニアと腱反射亢進が認められ，しばしばミオクローヌスが出現した。脳波で PSD が記録され，プリオン蛋白遺伝子の検索でコドン 232 に点変異（Met→Arg）が証明された。9 月には無動性無言，平成 5 年 4 月に除皮質姿勢，平成 6 年 1 月に屈曲性四肢麻痺と，進行性の経過をとった。平成 6 年 4 月 19 日多臓器不全で死亡した。全経過は 1 年 9 ヵ月だった。神経病理学的には，著しい脳萎縮と神経細胞の脱落，神経線維脱落，海綿状変性，グリオーシスなどが認められ，プリオン蛋白免疫染色では synaptic type を呈した。

検査成績：　①脳波の PSD：＋　　　　　④脳生検：－
　　　　　　②髄液の 14-3-3 蛋白：未検　⑤剖検例：＋
　　　　　　③プリオン遺伝子変異：＋　　⑥特記すべき検査値：－
　　　　　　　（変異コドン：232）

ポイント：MRI で観察される脳萎縮は，入院時には認められなかったが，平成 4 年 11 月には明らかとなり，末期まで進行が続いた。プリオン遺伝子コドン 232 に点変異を有する CJD は，脳萎縮の進行は勿論のこと，臨床的にも病理学的にも典型的な CJD の像を示す。

Fig.1　脳 MRI：T1 強調画像。初発から 1 ヵ月半後（平成 4 年 8 月 18 日）。
　　　脳萎縮は明らかではない。

Fig.2　脳 MRI：T2 強調画像。初発から 1 ヵ月半後（平成 4 年 8 月 18 日）。
　　　脳萎縮は明らかではない。

Fig.3　脳 MRI：T1 強調画像。初発から 4 ヵ月後（平成 4 年 11 月 4 日）。
　　　脳萎縮を明らかに認める。

Fig.4　脳 MRI：T1 強調画像。初発から 1 年後（平成 5 年 7 月 9 日）。
　　　著しい脳萎縮を認める。

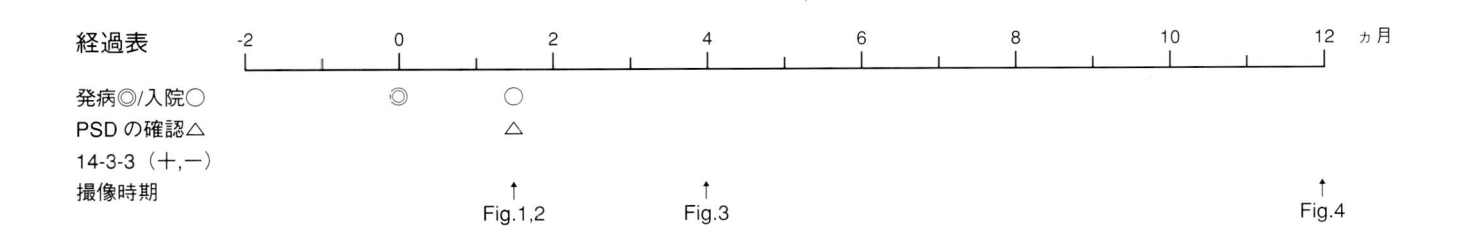

CASE 32

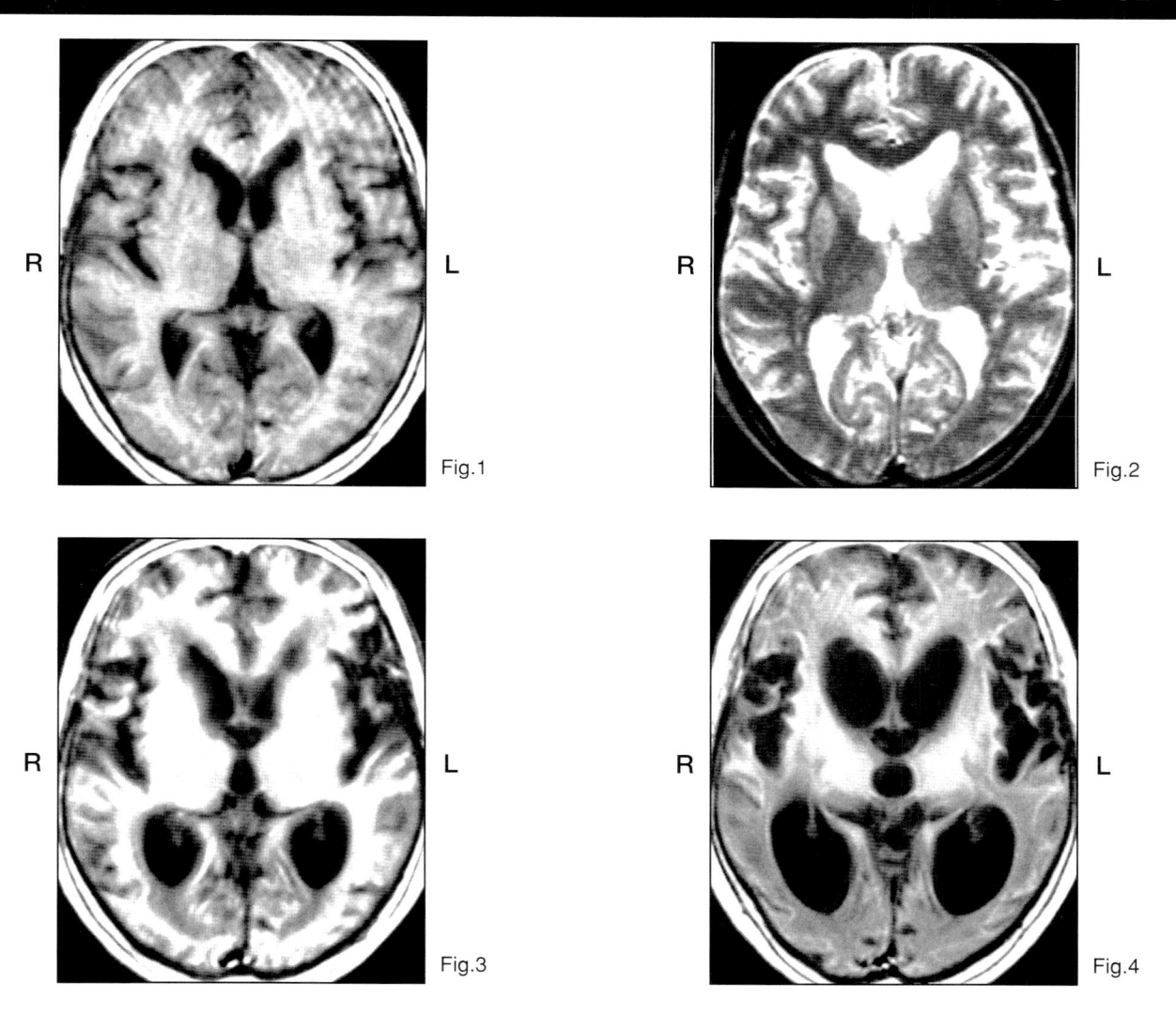

Fig.1

Fig.2

Fig.3

Fig.4

参考文献
Kitamoto T, Ohta M, Doh-ura K, et al: Novel missense variations of prion protein in Creutzfeldt-Jakob disease or Gerstmann-Sträussler syndrome. Biochem Biophys Res Commun 191: 709-714, 1993

千田圭二

クロイツフェルト・ヤコブ病（CJD）に生じたてんかん発作焦点の脳磁図学的検討

診　　断：遺伝子異常を有すCJD（probable）

経　　過：68歳（男性）

68歳男性。平成13年9月1日より異常言動が出現した。9月25日近医へ入院。9月26日，脳波にてperiodic synchronous discharge（PSD）を認めた。9月27日から全身性間代性けいれんが出現した。10月4日に当院へ転院。意識レベルはⅡ-20（Ⅲ-3方式）。安静時に右上下肢のミオクローヌスを認めた。また，1時間に約10回の眼球の左下方への偏位と左上肢の伸展からなる強直間代性けいれん発作を認め，しばしば全般化した。

検査成績：
①脳波のPSD：＋　　　　　④脳生検：−
②髄液の14-3-3蛋白：＋　　⑤剖検例：＋
③プリオン遺伝子変異：＋　⑥特記すべき検査値：
　（変異コドン：codon200 Glu → Lys）

ポイント：眼球の左下方への偏位と左上肢の伸展より始まるてんかん発作を合併したCJD患者において，PSDの焦点を脳波学的および脳磁図学的に検討し，MRI画像と比較した。脳波から得られたPSDのdipoleは右中心部から頭頂部に限局していたが，脳磁図から得られたPSDのdipoleは比較的広範囲に分布し，右前頭葉から頭頂葉に高密度のclusterを形成していた。脳波及び脳磁図から得られたPSDのdipoleは，ともにけいれん部位に対応する局在を示していた。また，脳波から得られたdipoleに比べ，脳磁図のdipoleの分布は頭部MRIで大脳萎縮の進行が顕著であった部位と良く一致していた。空間分解能に優れる脳磁図を用いることにより，CJDにおけるPSDの起源は脳波から得られるdipoleで表されるよりも広範囲に存在することが示唆され，病態の理解に有用であった。

Fig.1　脳波：EEG-1524/日本光電社。CJD発症から1ヵ月目（平成13年10月5日）。
　　　背景活動の平坦化が著しく，頭皮上の広い範囲から約1HzのPeriodic synchronous discharge（PSD）が右半球優位に出現している。

Fig.2　脳波より得られたPSDのdipole：2−双極子モデル。Goodness of fitが95%以上のdipoleを表示している/Syna point Pro/NEC medical systems。CJD発症から1ヵ月目（平成13年10月5日）。
　　　上から順に，上方，後方および右側面より見た図。脳波より得られたPSDのdipoleは，右中心部から頭頂部に集積した。dipoleの丸は電流の発生源の位置，線は電流の方向と強さを示している。

Fig.3　脳波より得られたPSDの電位のTopography：Syna point Pro/NEC medical systems。CJD発症から1ヵ月目（平成13年10月5日）。
　　　脳波より得られたPSDのTopographyは，右中心部が最も高電位であった。

Fig.4　脳磁図：MagnesおよびMagnesⅡ/BTi社　合計74チャンネルを使用。CJD発症から1ヵ月目（平成13年10月9日）。
　　　本患者の頭部のスケッチに，PSDから得たdipoleを重ね合わせたもの。上から順に，上方，後方および右側面より見た図。丸は電流の発生源の位置，線は電流の方向を示している。

Fig.5　脳磁図：FSPGR TR=21 TE=9 スライス厚3mm/Sierra1.5T/GE横河メディカルシステム社 MagnesおよびMagnesⅡ/BTi社。CJD発症から1ヵ月目（平成13年10月9日）。
　　　脳磁図より得られたdipoleを本患者の頭部MRIに重ね合わせて右側面より見た図。脳磁図より得られたdipoleは，脳波より得られたdipoleに対して比較的広範囲に散在したが，右前頭から頭頂葉にかけて高密度のclusterを形成した。

Fig.6　頭部MRI：SE TR500 TE20 スライス厚10mm/Sierra1.5T/GE横河メディカルシステム社。CJD発症から約50日目（平成13年10月24日），CJD発症から約110日目（平成13年12月17日）。
　　　本患者の頭部MRIの経時的変化を示す。矢印で示した部位の大脳萎縮の進行が顕著であった。

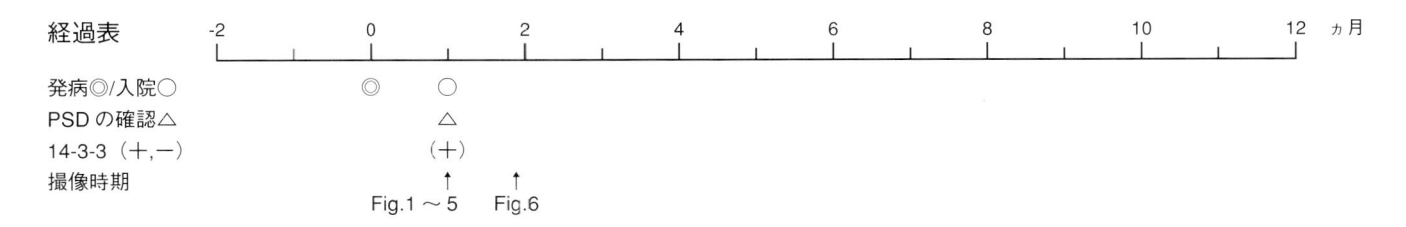

経過表
発病◎/入院○
PSDの確認△
14-3-3（＋,−）
撮像時期　　Fig.1〜5　Fig.6

CASE 33

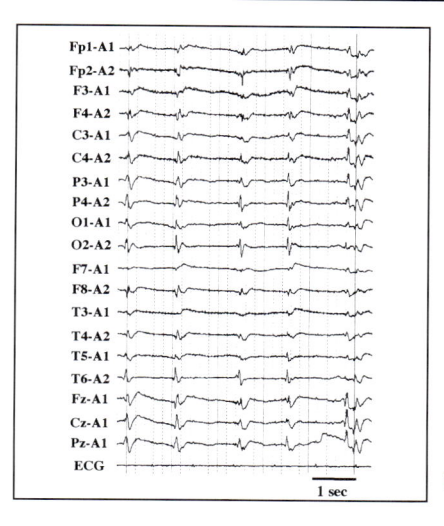

Fig.1

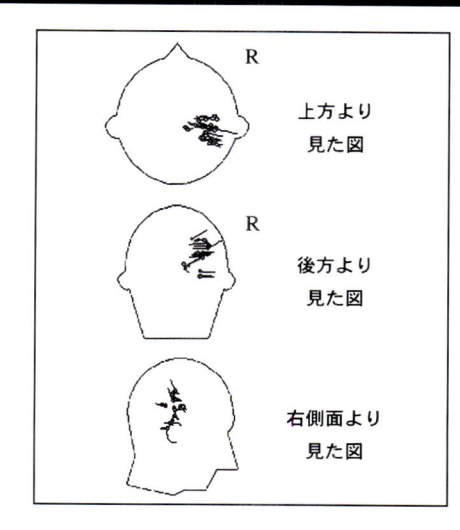

Fig.2

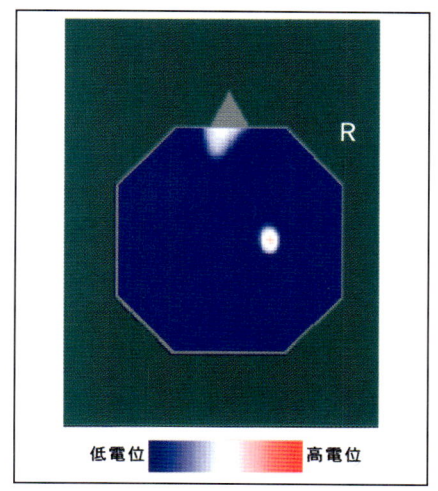

Fig.3

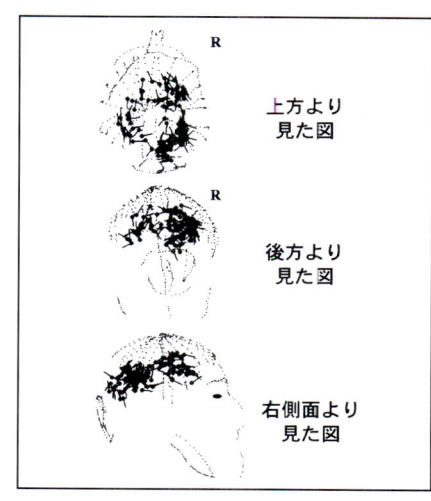

Fig.4

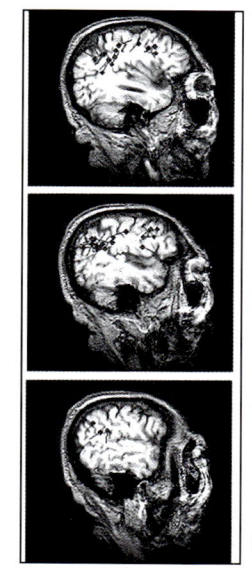

低電位 　　高電位

Fig.5

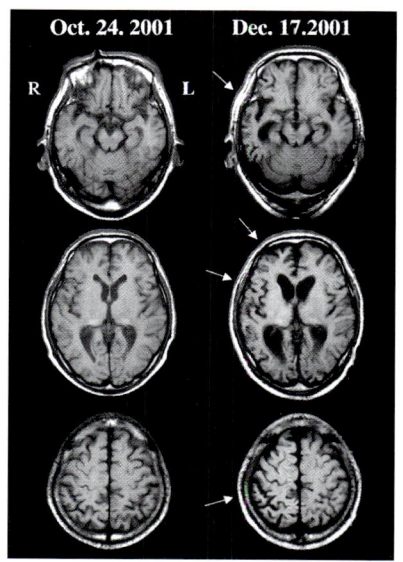

Oct. 24. 2001　　Dec. 17.2001

Fig.6

参考文献

小西高志, 中山英己, 小尾智一, 溝口功一, 渡辺裕貴：クロイツフェルト・ヤコブ病（CJD）患者に生じたてんかん発作焦点の検討. 臨床神経学 42巻：92、2002：1

小西高志・中山英己・小尾智一・溝口功一・渡部裕貴

Gerstmann-Sträussler-Scheinker病（GSS）における脳萎縮の経時的変化

診　　断：GSS（definite）

経　　過：56歳（死亡時）（男性）

　　　　　福岡県出身の男性。明らかな家族歴なし。46歳頃より四肢しびれ感，小脳性運動失調，構音障害が緩徐に進行し脊髄小脳変性症と診断されていた。51歳時に歩行不能となった時には著明な小脳性運動失調に加え，難聴，軽度の痴呆を認めた。53歳時より認知力低下，意志疎通不能となり，54歳時には失外套状態となりミオクローヌスを頻発し，56歳時死亡（全経過10年）。

検査成績：　①脳波のPSD：＋　　　　　④脳生検：－
　　　　　　②髄液の14-3-3蛋白：未検　⑤剖検例：＋
　　　　　　③プリオン遺伝子変異：＋　⑥特記すべき検査値：
　　　　　　　（変異コドン：P102L）

ポイント：全経過10年の古典的GSS病（P102L）。発症5年目までは著明な小脳性運動失調が目立つが，画像上の脳幹小脳萎縮は軽い。痴呆が高度となり，失外套状態でミオクローヌスを頻発していた7-8年目頃までは大脳萎縮は軽かったが，その後急速に萎縮が進行した。臨床症候に遅れて萎縮が進行している点は時間的スケールを別にすればCJDの場合と同様である。

Fig.1　脳CT：発症から約5年（1990年10月）。
　　　　軽度の橋・小脳萎縮を認める。著明な小脳性運動失調を呈し，歩行不能となった時期。

Fig.2　脳CT：発症から約7年（1992年10月）。
　　　　認知力低下し意志疎通不能となった頃。橋・小脳萎縮の進行に加え，前頭葉優位の大脳萎縮が出現している。

Fig.3　脳CT：発症から約7年半（1993年3月）。
　　　　失外套状態となりミオクローヌスを頻発していた時期。Fig.2に比し大きな変化はなく臨床症候に比べ画像状の変化は軽い。

Fig.4　脳CT：発症から約9年半（死亡の4ヵ月前）（1995年1月）。
　　　　ミオクローヌスは消失，全くの植物状態になった時期。大脳全体の著明な萎縮及び側脳室，第3，第4脳室の拡大を認める。

Fig.5　脳MRI：左上：T1強調画像，左下・右上下：T2強調画像/0.2T。発症から約9年半（1994年12月）。
　　　　Fig.4とほぼ同時期のMRI像。高度の脳幹，小脳萎縮及び大脳皮質白質の萎縮がみられ，大脳深部白質は高信号を呈している。

Fig.6　神経病理所見：発症から約10年（1995年5月）。
　　　　脳重770g。割面では大脳皮質は褐色調に萎縮し，白質の萎縮も著しかった。海馬の容積は比較的よく保たれていた。組織学的には大脳皮質，小脳分子層と顆粒細胞層に多数のアミロイド斑が観察された。

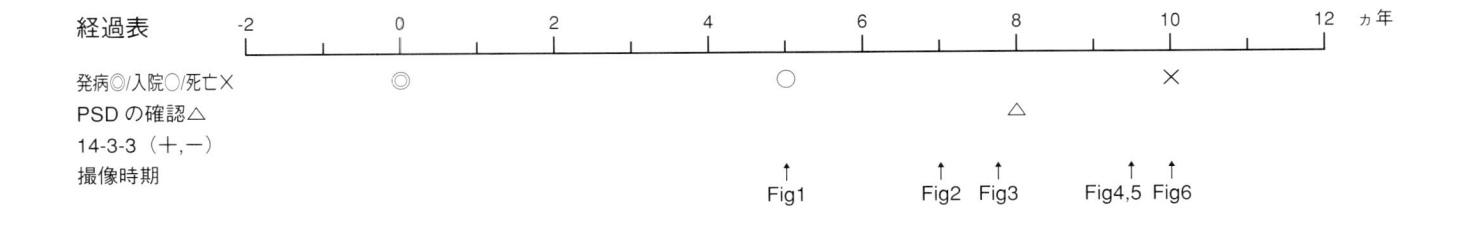

CASE 34

Fig.1

Fig.2

Fig.3

Fig.4

Fig.5

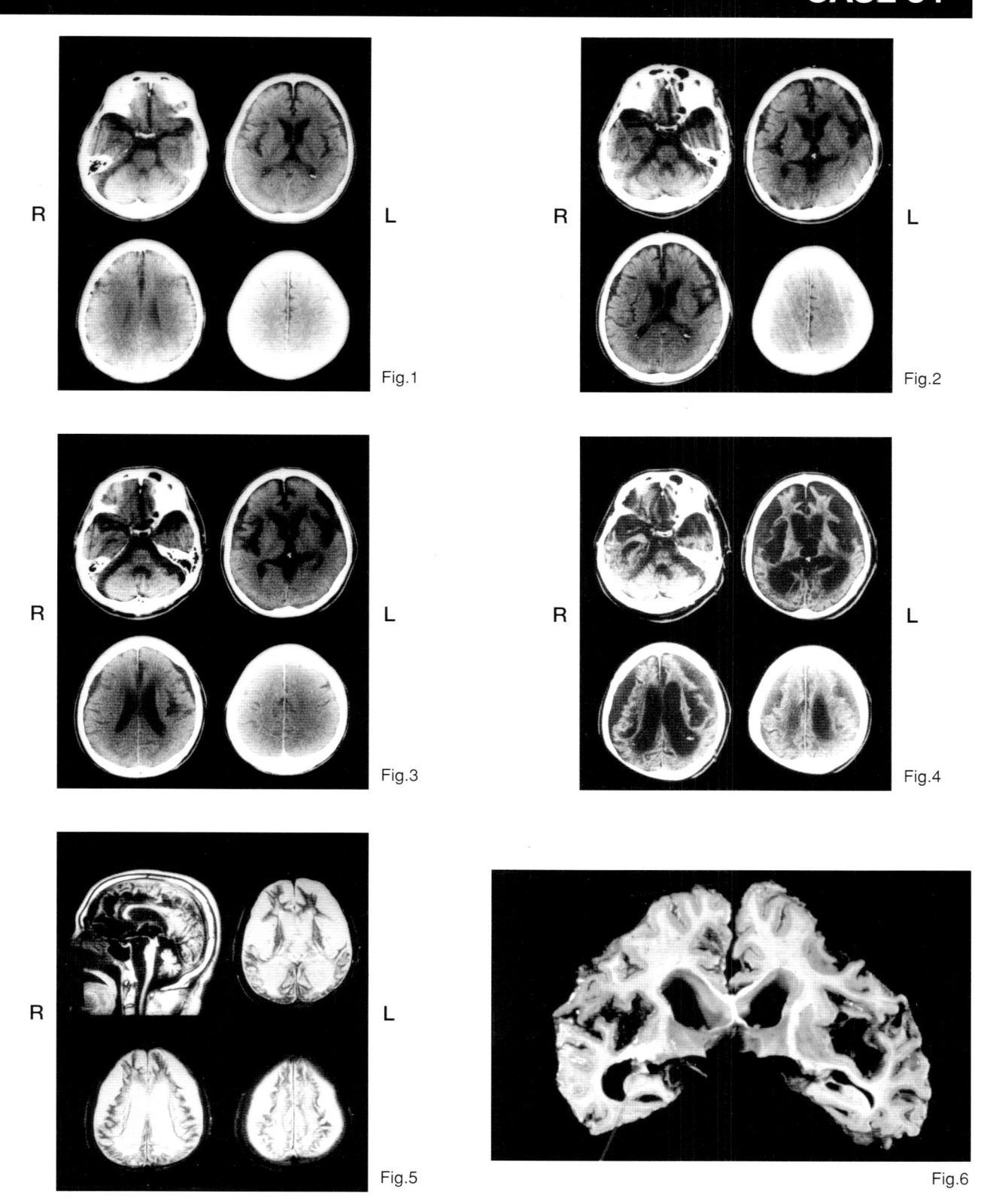

Fig.6

参考文献
宇高不可思,漆谷 真,亀山正邦.:特集:プリオン病研究の最近の進歩.古典的GSS病と特異な臨床病型.1.古典的GSS病.Dementia 8: 397-403, 1994

痙性対麻痺を呈するプリオン病　コドン105変異

診　　断： GSS（probable）

経　　過： 53歳（男性）
　48歳時より細かい振戦出現，50歳時　性格変化，計算力低下出現，その後徐々に歩行障害と痴呆が進行した。神経学的には，痴呆，嚥下・構語障害，痙性対麻痺，錐体外路症状を認めた。母親と兄が同様の症状を呈し，数年の経過で死亡している。経過中ミオクローヌス，giant SEPや周期性同期放電は認めなかった。

検査成績：
①脳波のPSD：－
②髄液の14-3-3蛋白：不明
③プリオン遺伝子変異：＋
④脳生検：－
⑤剖検例：－
⑥特記すべき検査値：特になし
　（変異コドン：105 proline → leucine，129番コドンはMet/Val）

ポイント：家族歴，臨床症状からプリオン病が疑われたが，神経学的に痙性対麻痺を主徴とする点は，従来言われているプリオン病のタイプにはないものであった。プリオン遺伝子のコドン105にprolineからleucineへの変異を認めた。痙性対麻痺を呈するプリオン病は，中里らの症例（1991），本例を含め，その後もいくつか報告され，プリオン病の一つのタイプとして認知されるようになった。コドン129の変異はプリオン病の発症自体に関わるというより，プリオン病の発症のしやすさや臨床的，病理的経過に影響を与える因子と考えられる。

Fig.1　脳MRI：T1強調画像。
　矢状断，軽度の大脳萎縮を認める。小脳の萎縮は明らかでない。

Fig.2　脳MRI：T1強調画像。
　横断面，軽度の大脳萎縮を認める。小脳の萎縮は明らかでない。

Fig.3　脳MRI：T1強調画像。
　横断面

Fig.4　脳MRI：T2強調画像。
　横断面，両側尾状核から被殻にかけて著明な低信号域を認めた。

画像の説明（寺尾安生，等　誠司，清水　潤，作田　学，北本哲之．プリオン蛋白の129番コドンの異常を認めGerstmann-Sträussler-Scheinker病が疑われた痴呆の一例．臨床神経32巻，第8号，880-883,1992より一部改変）

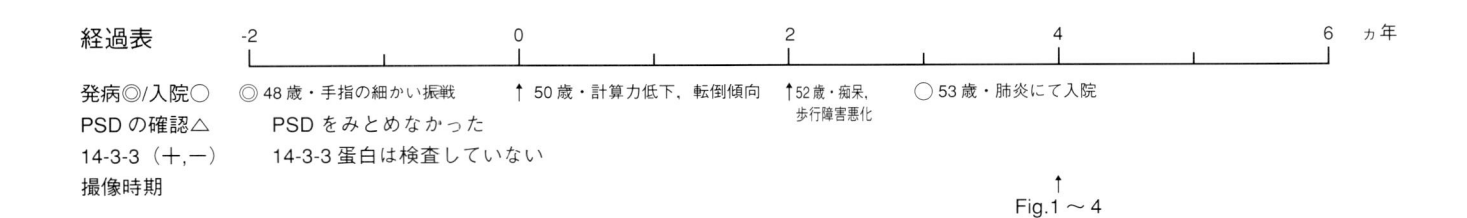

経過表
発病◎/入院○
PSDの確認△
14-3-3（＋,－）
撮像時期

◎48歳・手指の細かい振戦　　PSDをみとめなかった　　14-3-3蛋白は検査していない
↑50歳・計算力低下，転倒傾向
↑52歳・痴呆，歩行障害悪化
○53歳・肺炎にて入院
↑Fig.1〜4

CASE 35

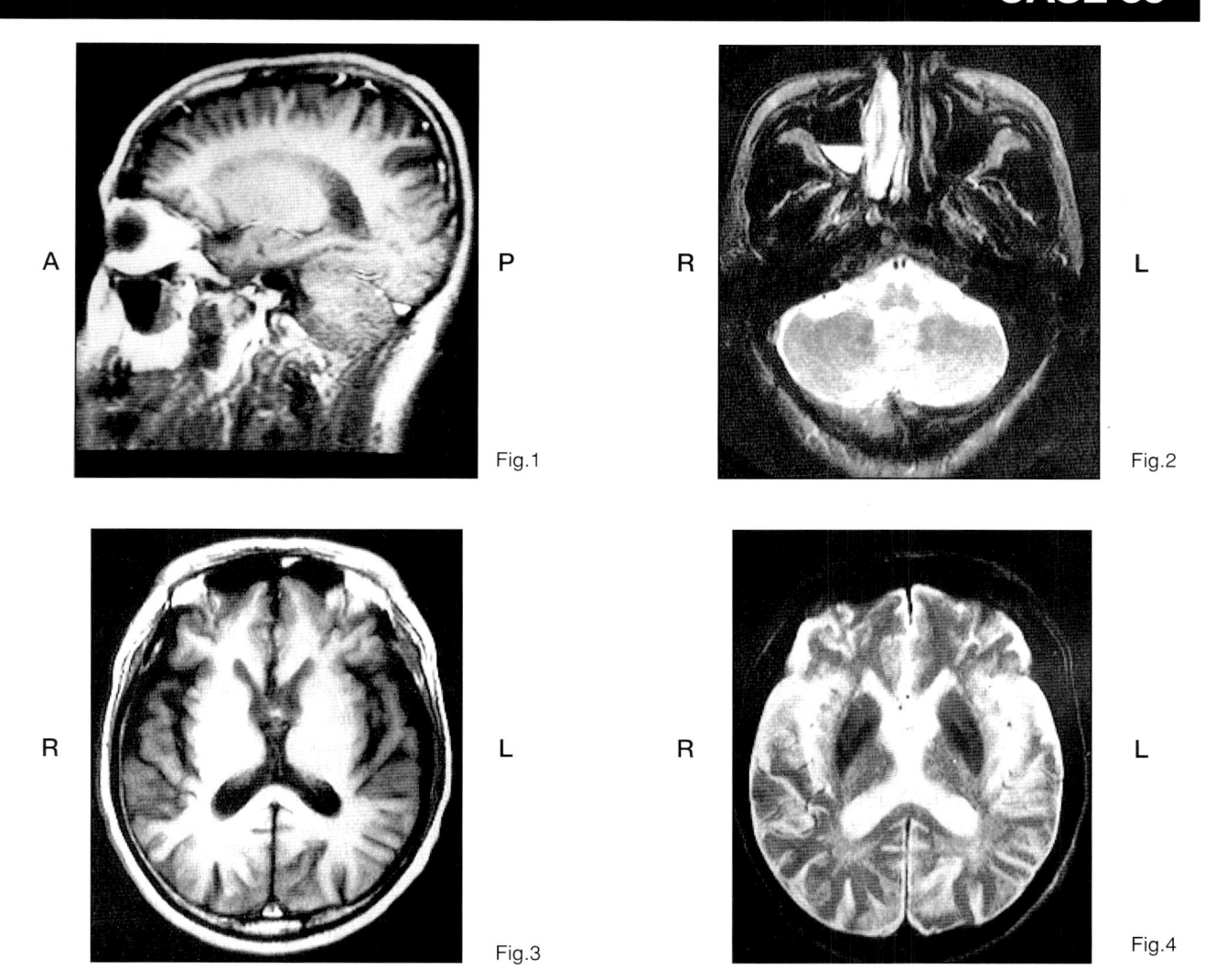

Fig.1

Fig.2

Fig.3

Fig.4

参考文献
1) 中里良彦, 大野良三ら. 痙性対麻痺を主徴とした Gerstmann-Strässler-Scheinker 病の一例. 臨床神経 31: 987, 1991.
2) 寺尾安生, 等 誠司, 清水 潤, 作田 学, 北本哲之. プリオン蛋白の 129 番コドンの異常を認め Gerstmann-Sträussler-Scheinker 病が疑われた痴呆の一例. 臨床神経 32: 880-883, 1992.
3) Kitamoto T, Amano N, Terao Y, Nakazato Y, Isshiki T, Mizutani T, Tateishi J. A new inherited prion disease (PrP-P105L mutation) showing spastic paraparesis. Ann Neurol 1993 Dec;34(6):808-813.
4) Kitamoto T, Ohta M, Doh-ura K, Hitoshi S, Terao Y, Tateishi J. Novel missense variants of prion protein in Creutzfeldt-Jakob disease or Gerstmann-Sträussler syndrome. Biochem Biophys Res Commun 1993 Mar 15;191(2):709-714.
5) Yamada M, Itoh Y, Inaba A, Wada Y, Takashima M, Satoh S, Kamata T, Okeda R, Kayano T, Suematsu N, Kitamoto T, Otomo E, Matsushita M, Mizusawa H. An inherited prion disease with a PrP P105L mutation. Clinicopathologic and PrP heterogeneity. Neurology 1999 Jul 13;53(1):181-188.

寺尾安生

運動ニューロン病様症状で発症した Gerstmann-Sträussler-Scheinker 症候群の1例

診　　断：GSS

経　　過：66歳（女性）

平成9年春（62歳）両下肢の筋力低下を自覚し，他院受診した。大腿四頭筋の針筋電図にて神経原性変化を認め，運動ニューロン病の診断を受け，経過観察のため当院転入院後，自宅退院となった。その後下肢の脱力の悪化に加え自発性の低下があり，平成11年6月当院再入院となった。再入院時神経学的には，意識障害・両下肢筋力低下・錐体路徴候陽性に加え，前頭葉徴候を認めた。その後も自発性・反応性の低下は進行し，平成12年初めには無動性無言に至った。経過を通じて明らかなミオクローヌスは認めなかった。なお，母親が原因不明の意識障害を呈する疾患で長期臥床の後に死亡していた。

検査成績：　①脳波のPSD：－　　　　　④脳生検：－
　　　　　　②髄液の14-3-3蛋白：－　　⑤剖検例：－
　　　　　　③プリオン遺伝子変異：＋　⑥特記すべき検査値：
　　　　　　　（変異コドン：P102L）

ポイント：運動ニューロン病様の症状で発症した Gerstmann-Sträussler-Scheinker 症候群の症例である。CTscan 上認められる全般的脳萎縮は症状の進行より遅れて生じている。緩徐進行性の意識障害を呈する症例では，本疾患を考慮する必要がある。

Fig.1　脳CT：発症から2年4ヵ月（平成11年7月7日）。
　　　　前頭葉深部白質にわずかな低吸収値性変化のみを認める。

Fig.2　脳CT：発症から2年10ヵ月（平成12年1月5日）。
　　　　前頭葉深部白質の低吸収値性変化が若干強くなっている。

Fig.3　脳CT：発症から4年5ヵ月（平成13年8月3日）。
　　　　著明な脳室の拡大と大脳の萎縮を認める。

Fig.4　脳波：（A：左図）発症から2年4ヵ月（平成11年7月9日）
　　　　　　（B：右図）発症から4年3ヵ月（平成13年6月3日）
　　　（A）全般的徐波化を認める。
　　　（B）鋭波が散在するがPSDはない。

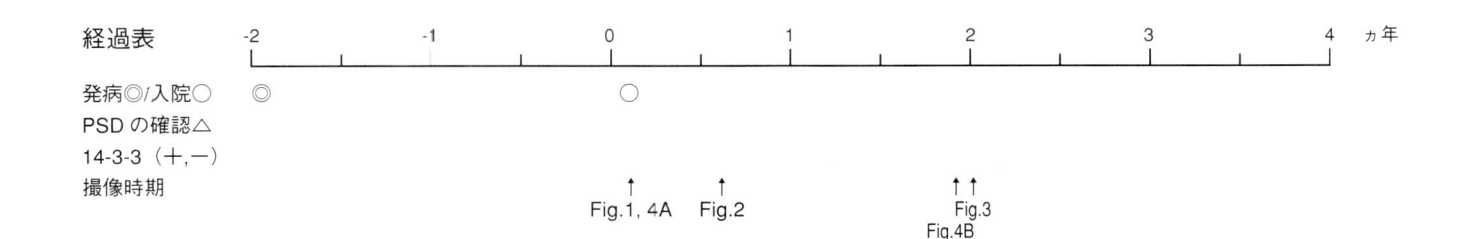

CASE 36

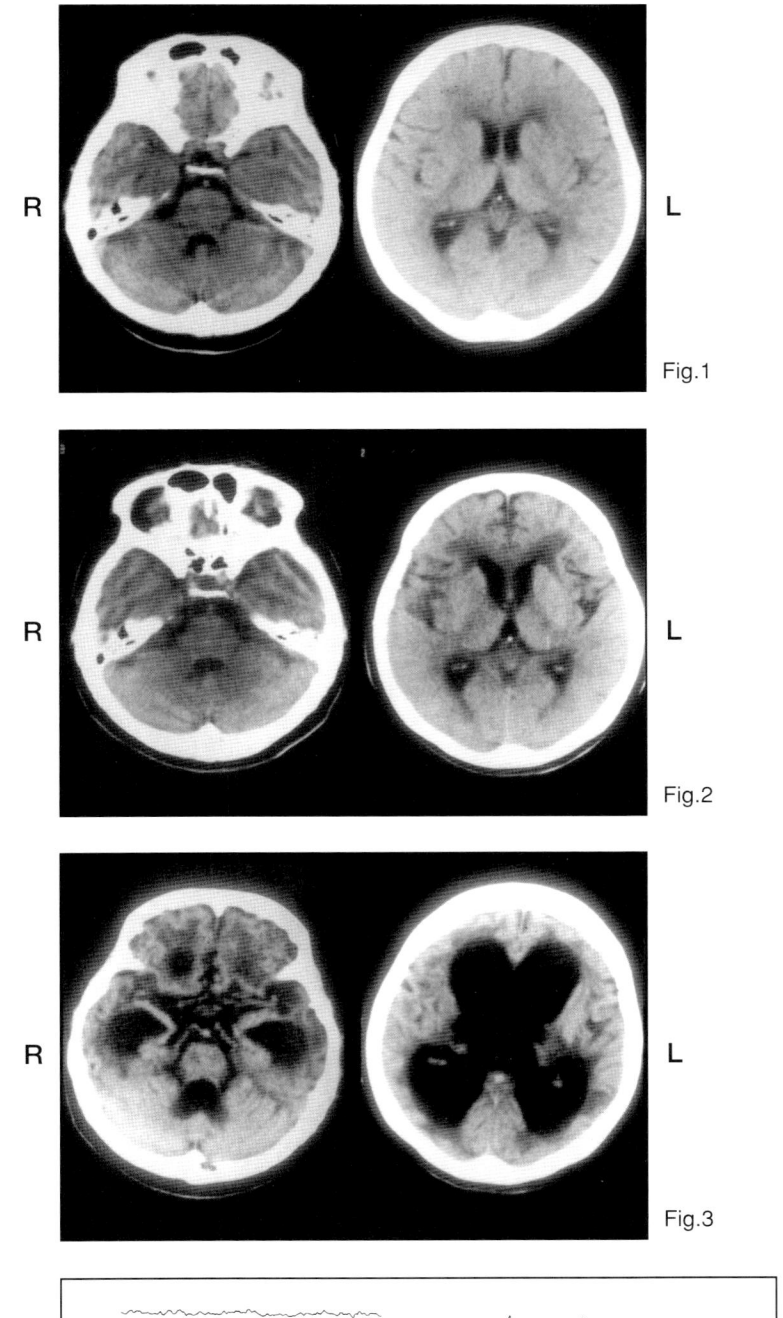

Fig.1

Fig.2

Fig.3

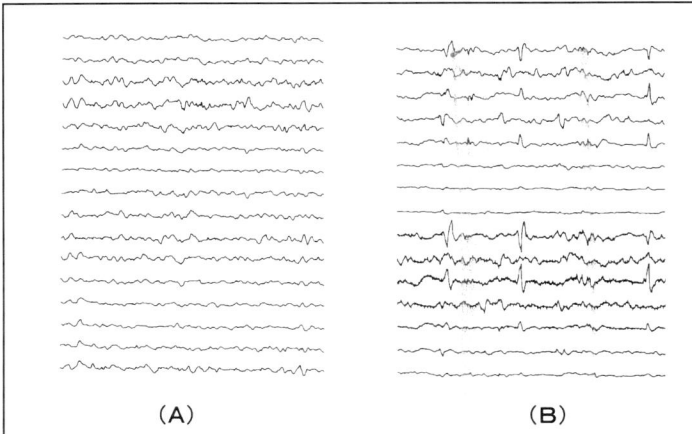

Fig.4 (A) (B)

土井靜樹

痴呆とミオクローヌスを呈し，遺伝性プリオン病を疑われた familial frontotemporal dementia

診　　断： Familial frontotemporal dementia

経　　過： 61歳（女性）
　　　　　兄がアルツハイマー病と臨床的に診断されていて，父と祖父に痴呆あり。57歳時，新しい風呂に点火操作を覚えられないことで，家人に知能低下に気づかれる。翌年，痴呆，深部腱反射亢進，固縮，頭部CTで大脳萎縮を指摘され，経管栄養開始。罵詈雑言が認められたが，徐々に会話不能に。59歳時，指示がまったく入らなくなり，四肢の自動運動消失。四肢や頸部にミオクローヌスが認められた。

検査成績：　①脳波のPSD：－　　　　　④脳生検：－
　　　　　　②髄液の14-3-3蛋白：　　　⑤剖検例：＋
　　　　　　③プリオン遺伝子変異：－　⑥特記すべき検査値：

ポイント： 当初，遺伝性プリオン病が疑われ，プリオン遺伝子が検索されたが異常なく，剖検でFamilial frontotemporal dementiaと診断された。

Fig.1　頭部1.5T MRI：発症から約3年。
　　　　T1強調矢状断では脳梁の菲薄化が認められる。

Fig.2　頭部1.5T MRI：発症から約3年。
　　　　T1強調横断像で大脳萎縮が認められる。

Fig.3　頭部1.5T MRI：発症から約4年。
　　　　T2強調横断像で側脳室周囲の高信号域（PVH）が認められる。

Fig.4　^{123}I-IMP-定量SPECT：発症から約4年。
　　　　前・側頭葉の血流低下（40ml/min/100g）が認められる。基底核の血流は比較的保たれている。

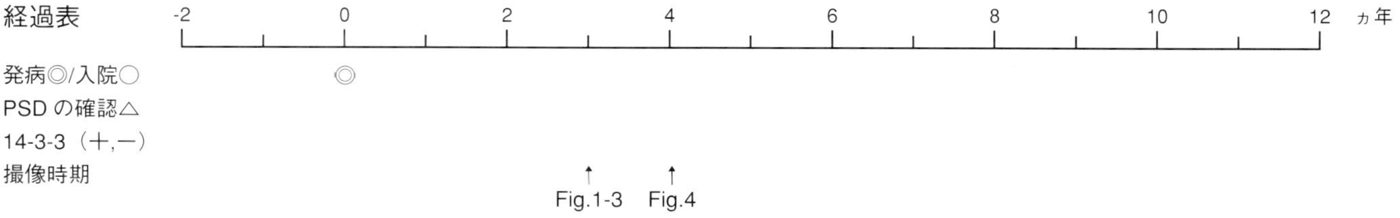

CASE 37

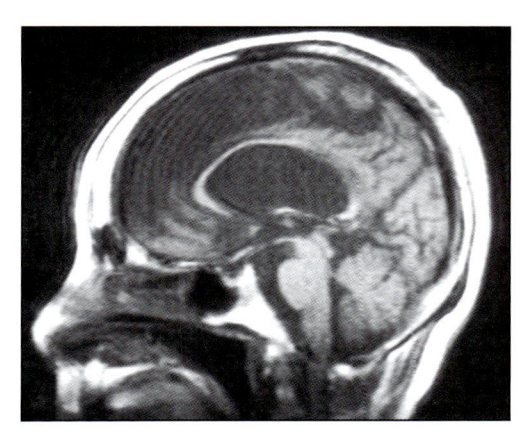

Fig.1

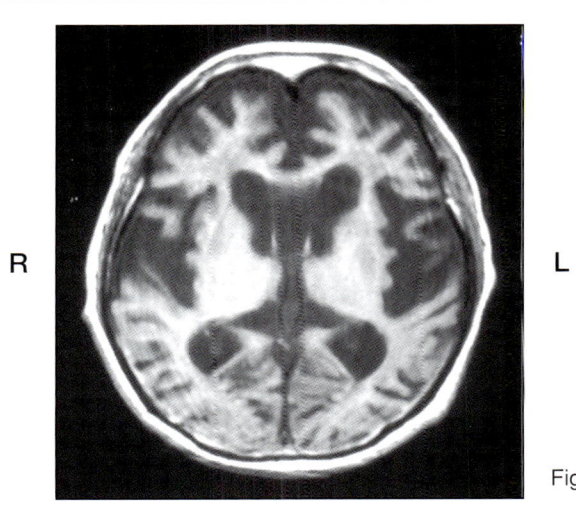

Fig.2

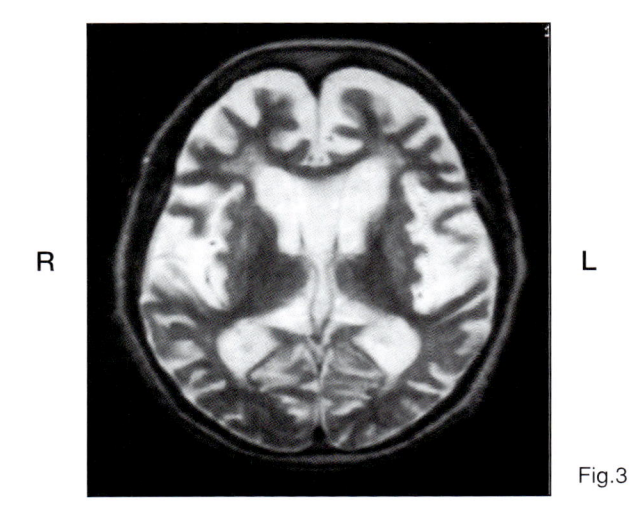

Fig.3

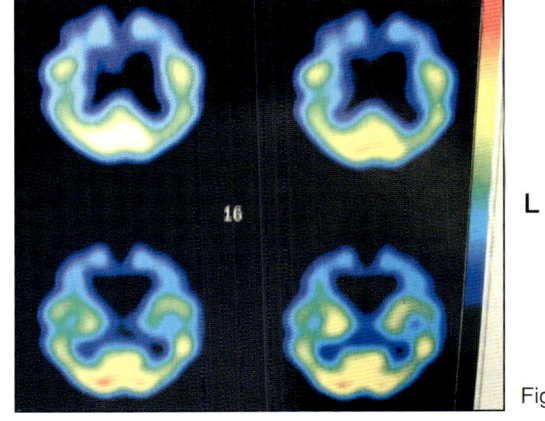

Fig.4

CJDを疑われながらも進行が停止した痴呆症

診　　断：sCJD（possible）

経　　過：69歳（女性）

2000年1月から歩行障害・精神症状・食欲不振が徐々に出現し，8月25日当院に紹介・転院した。転院時軽度の混迷・感情失禁・知能低下・ミオクローヌス様不随意運動を口唇・両上肢に認めた。独歩可能であったが，上半身が残り，下肢だけが前に出てしまう不安定な歩行を呈した。転院後，運動障害・痴呆症状は急速に進行し，約1ヵ月で完全臥床状態となり，2ヵ月後には上肢を屈曲・下肢を伸展させたままの除皮質硬直様の姿勢をとるようになった。発語はみられたが，大部分は意味不明であった。しかし3ヵ月目から比較的急速に痴呆症状の改善がみられ，挨拶を返すようになり，家族の名前を思い出すようになった。入院後4ヵ月目の2001年1月には，わずかではあるが自発的に上肢を動かすようになり，多弁になった。しかし入院5ヵ月以降はあまり改善がみられず，入院24ヵ月後の2002年8月，誤嚥性肺炎のため死亡した。14-3-3蛋白は陽性であったが，脳波上はPSDは認めなかった。

検査成績：　①脳波のPSD：－　　　　　④脳生検：－
　　　　　　②髄液の14-3-3蛋白：＋　　⑤剖検例：－
　　　　　　③プリオン遺伝子変異：　　⑥特記すべき検査値：橋本脳症における抗神経抗体：（－）

ポイント：精神症状で発症し，約1ヵ月半で完全臥床状態となった孤発性CJDが疑われた痴呆症

Fig.1　脳MRI：T1強調画像/Phillips社。発症から約9ヵ月（2000年9月1日）。
　　　　年齢相応の萎縮を認めるのみ。

Fig.2　脳MRI：T2強調画像/Phillips社。発症から約9ヵ月（2000年9月1日）。
　　　　白質等に異常は認められない。

Fig.3　脳MRI：T1強調画像/Phillips社。発症から20ヵ月（2001年8月13日）。
　　　　前頭葉を中心に萎縮が進行している。

Fig.4　脳MRI：T2強調画像/Phillips社。発症から20ヵ月（2001年8月13日）。
　　　　萎縮のみで白質に異常信号は認めない。

Fig.5　脳波：発症から9ヵ月～21ヵ月
　　　　2000年10月にはspike-waveを呈したが，後に改善している。

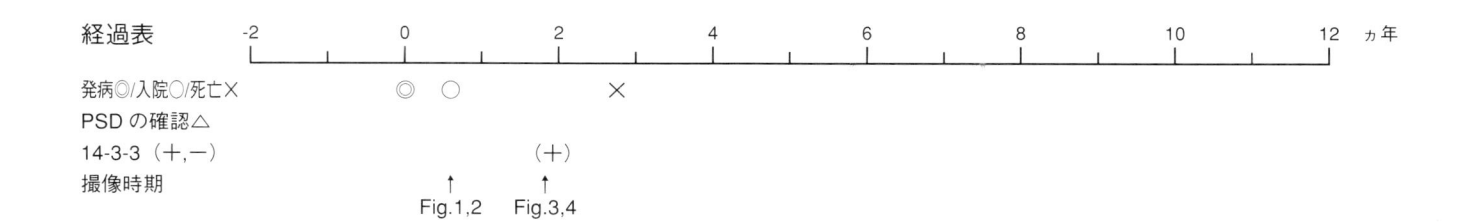

CASE 38

Fig.1

Fig.2

Fig.3

Fig.4

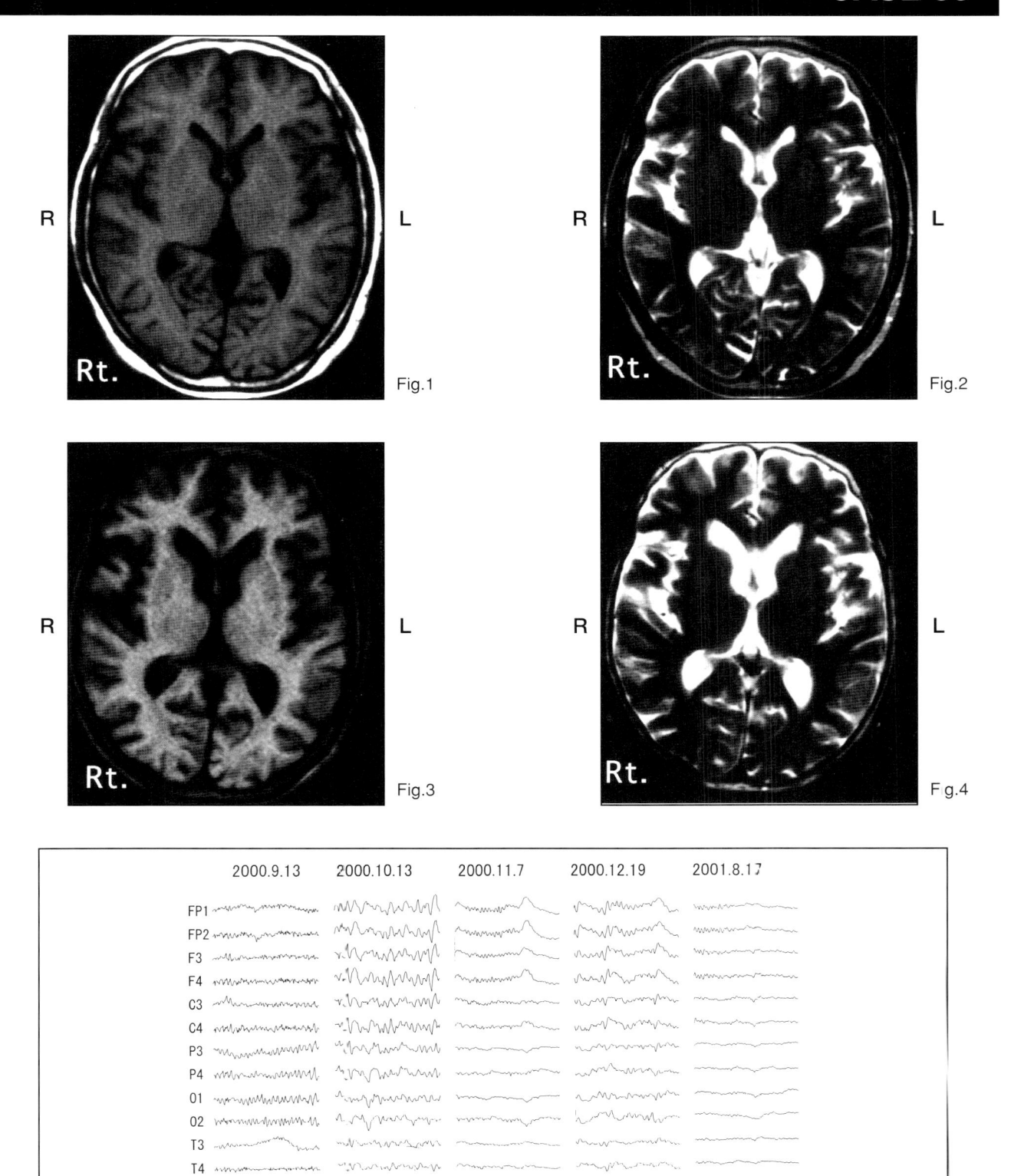

Fig.5

参考文献
1) M Seipelt, I Zerr, B Mollenhauer et.al : Hashimoto's encephalitis as a differential diagnosis of Creutzfeldt-Jakob disease. J Neurol Neurosurg Psychiatry 66 : 172-176, 1999
2) M selim, D A Drachman : Ataxia associated with Hashimoto's disease : progressive non-familial adult onset cerebellar degeneration with autoimmune thyroiditis. J Neurol Neurosurg Psychiatry 71 : 81-87, 2001

JCLS 88002-638

孤発性と考えられたSCA17

診　断：SCA17

経　過：47歳（女性）
35歳頃に手のふるえで発症。転倒，言語障害も出現した。36歳時に小脳症状などから脊髄小脳変性症（病型不明）と診断された。37歳頃から性格変化，さらに見当識障害，精神症状（大声など）が明らかとなり，43歳頃には自発言語が減少して寝たきりとなった。生存中であるが，自発語なく意志疎通不能。

検査成績：
①脳波のPSD：－
②髄液の14-3-3蛋白：検査せず
③プリオン遺伝子変異：－
④脳生検：施行せず
⑤剖検例：生存中
⑥特記すべき検査値：TATA-binding protein（TBP）遺伝子内のCAGリピート数：37/54

ポイント：明かな家族歴を欠くがTBP遺伝子内CAGリピート数54は異常伸長であり，臨床像とあわせSCA17と診断した。なお，SCA1,2,3,6，およびDRPLA遺伝子の異常はない。小脳症状に加えて精神症状・痴呆が急速に進行し，MRIにても小脳および大脳皮質の萎縮を認める。SCA17では精神症状・痴呆が主症状の症例も報告されており，特に本例のような孤発例では，臨床所見からではCJDとの鑑別が困難なことがある。

Fig.1　脳CT：（2000年5月19日）。
前・側頭部の萎縮，側脳室拡大を認める

Fig.2～4　脳MRI：T1強調画像/日立AIRIS II 0.3T。（2003年3月18日）。
大脳では前・側頭部が萎縮している。小脳の萎縮は著明であるが，橋は比較的保たれている。側脳室および第3脳室，第4脳室の萎縮も認める。

Fig.5～6　脳MRI：T2強調画像/日立AIRIS II 0.3T。（2003年3月18日）。
白質内の異常は指摘できない

経過表　-2　0　2　4　6　8　10　12

発病◎/入院○
PSDの確認△
14-3-3（＋,－）
撮像時期

CASE 39

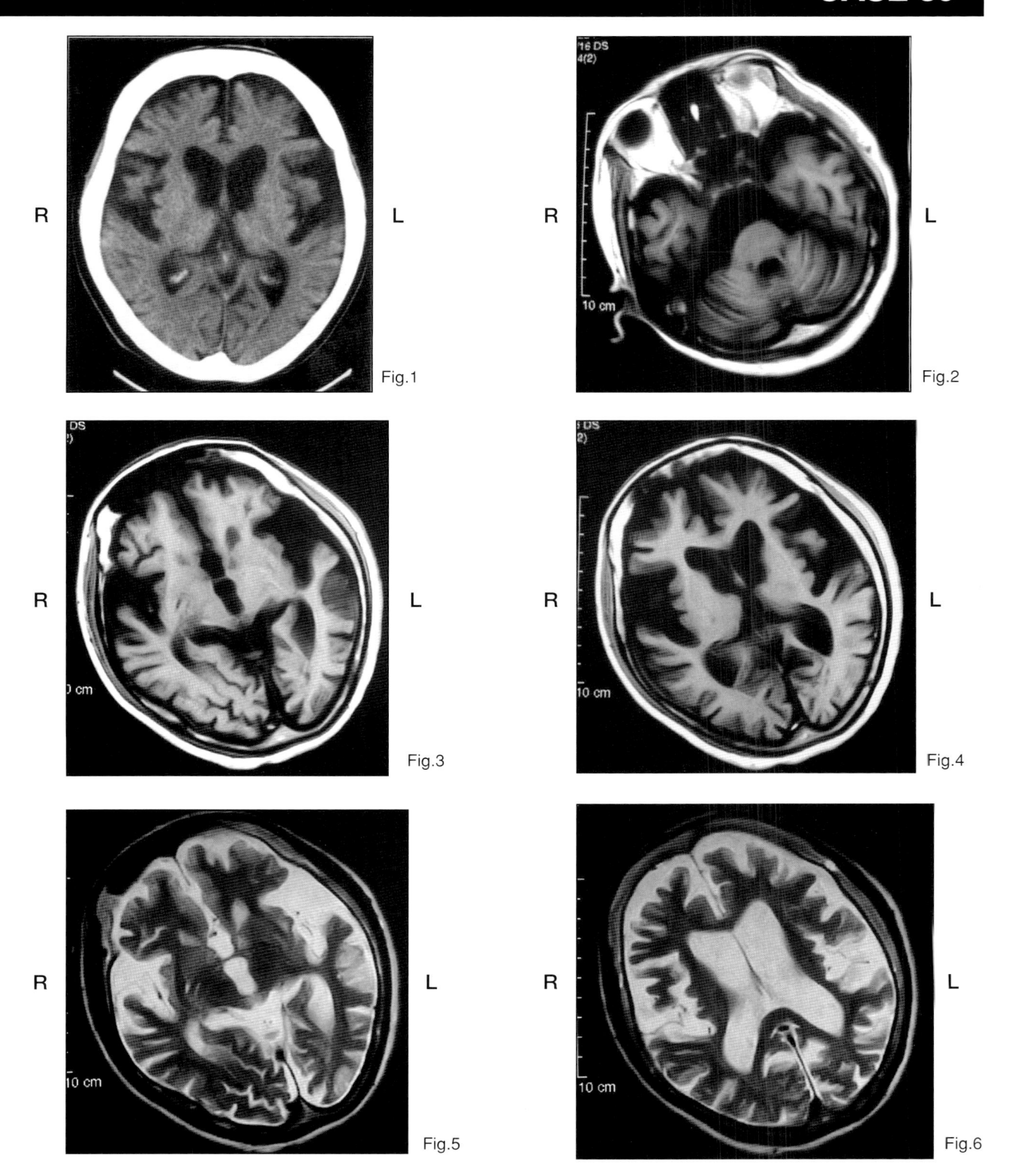

Fig.1

Fig.2

Fig.3

Fig.4

Fig.5

Fig.6

参考文献
1) 横山照夫, 伊藤博明, 中島孝, 山口亜希, 土屋一郎, 石原傳幸: 孤発性と考えられた Spinocerebellar ataxia 17 の 1 例. 運動障害 12: 81-85, 2002
2) Koide R, Kobayashi S, Shimohata T, Ikeuchi T, Maruyama M, Saito M, Yamada M, Takahashi H, Tsuji S: A neurological disease caused by an expanded CAG trinucleotide repeat in the TATA-binding protein gene: a new polyglutamine disease? Hum Molec Genet 8: 2047-2053, 1999

高齢発症 Wilson's disease の 1 例

診　　断： Wilson's disease

経　　過： 70歳（女性）
いとこ婚。原因不明の肝機能障害ということで，他院にて10年前よりfollowされていた。まとまりがなくなり，会話の受け答えが不明瞭となり2001/7/22入院。軽度の意識障害，羽ばたき振戦以外に神経学的には所見なく，Kayser-Fleischer角膜輪（−），三相性波（−），血中アンモニア156μg/dl（正常75μg/dl以下）より肝性脳症と診断された。アミノ酸製剤，ラクツロースで軽快した。

検査成績：
①脳波のPSD：−
②髄液の14-3-3蛋白：−
③プリオン遺伝子変異：−
④脳生検：−
⑤剖検例：−
⑥特記すべき検査値：血清セルロプラスミン：16mg/dl（正常21〜37mg/dl），尿中排出銅：210μg/日（正常2.5〜20μg/日），肝生検：肝細胞内に顆粒状に銅が沈着

ポイント： 高齢発症のWilson's diseaseである。肝性脳症により受診され診断に至った。Wilson's diseaseは約80％は15歳までに発症するが，本例のように高齢になって肝性脳症や神経症状が顕在化するまれな例もあり，鑑別診断の際に考慮に入れる必要があると考えられる。

Fig.1　腹部CT：発症から10年（2001年7月23日）。
liverはedgeがdullでsplenomegalyを認める。

Fig.2　頭部MRI：T1強調画像/0.5T。発症から10年（2001年9月11日）。
被殻，淡蒼球には点状の低信号域が多発し，lacunaと考えられる。

Fig.3　頭部MRI：T2強調画像/0.5T。発症から10年（2001年9月11日）。
両側の尾状核，被殻，淡蒼球，前障に高信号域を認める。T1強調画像で認めた点状の低信号域に一致した高信号域も同時に認める。

Fig.4　頭部MRI：T1強調画像/0.5T。発症から10年（2001年9月11日）。
脳幹では明らかな異常は指摘できない。

Fig.5　頭部MRI：T2強調画像/0.5T。発症から10年（2001年9月11日）。
赤核の周囲がやや高信号化し，軽度「パンダの顔」様。

Fig.6　脳波：発症から10年（2001年7月23日）。
典型的な三相波は認めないが軽度徐波化。

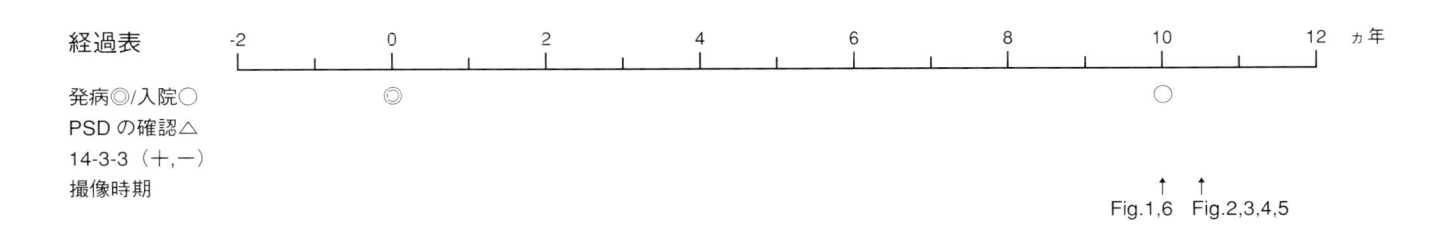

Fig.1

Fig.2

Fig.3

Fig.4

Fig.5

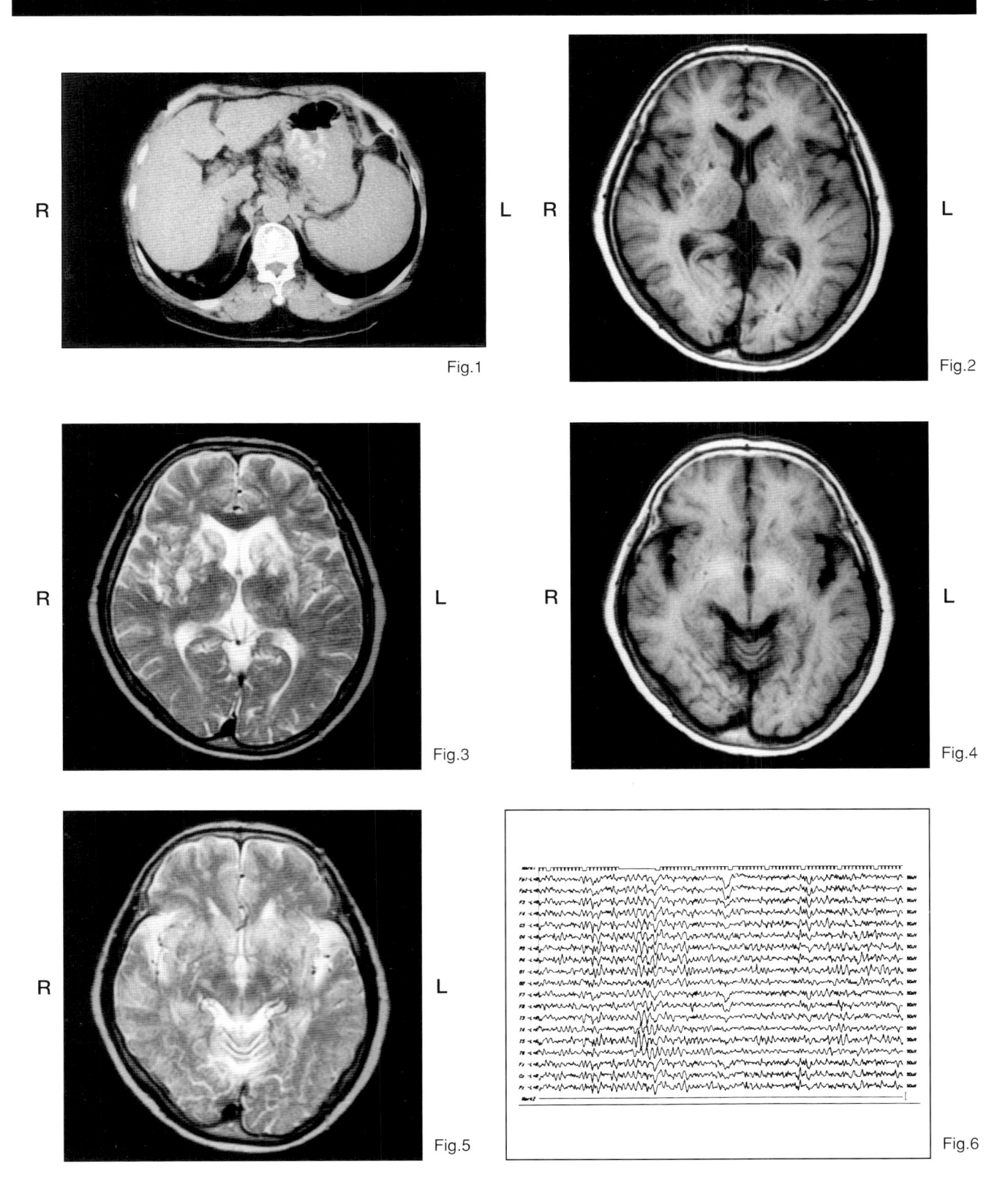

Fig.6

参考文献
1) 清水教一：Wilson 病．日本臨床　Vol 59 Suppl 8:383-9, 2001
2) Giagheddu M, Tamburini G, Piga M et al : Comparison of MRI, EEG, EPs and ECD-SPECT in Wilson's disease. Acta Neurol Scand 103(2):71-81, 2001

良性頭蓋内圧亢進症

診　　断：良性頭蓋内圧亢進症

経　　過：10歳（女性）
　1991年1月8日頭痛，嘔吐，急速に進行する視力障害を主訴に受診。このときの視力はRV＝0.9，LV＝0.5であったが1ヵ月後にはRV＝0.03×PG，LV＝0.1×PGと悪化し，眼底には両側乳頭浮腫が認められた。髄液は初圧220mmH$_2$Oと高値を示した。その後3週間で症状は自然寛解を示し，良性頭蓋内圧亢進症と診断した。

検査成績：　①脳波のPSD：－　　　　④脳生検：未検
　　　　　　②髄液の14-3-3蛋白：未検　⑤剖検例：－
　　　　　　③プリオン遺伝子変異：未検　⑥特記すべき検査値：髄液　初圧220mmH$_2$O，
　　　　　　　　　　　　　　　　　　　　　　　　　　細胞数14/mm^3（L13, N1），蛋白25mg/dl

ポイント：本例における両側視床の左右対称性の高信号領域は頭蓋内圧亢進状態を示唆する非特異的な所見と推測された。CJDを始めとする各種脳炎で大脳基底核部に病変をきたすことはよく知られているが，本例のように画像所見は酷似しているものの臨床像はまったく異なる疾患がある。また高ナトリウム血症でも同様の視床の変化が報告されている。画像はあくまで補助診断であることに留意すべきである。

Fig.1　脳MRI：T2強調画像　SE法/TR3500/TE90。発症から約1ヵ月（1991年2月4日）。
　　　両側視床に左右対称性の高信号領域を認める。

Fig.2　脳MRI：T2強調画像　SE法/TR3500/TE90。発症から約2ヵ月（1991年2月25日）。
　　　視床の信号強度は減少し，ほとんど正常化した。

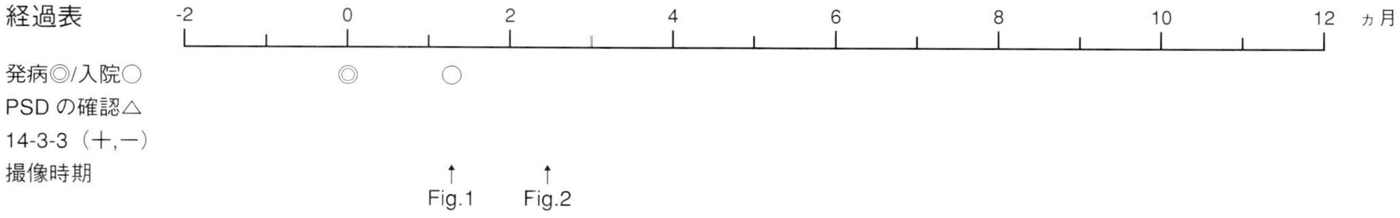

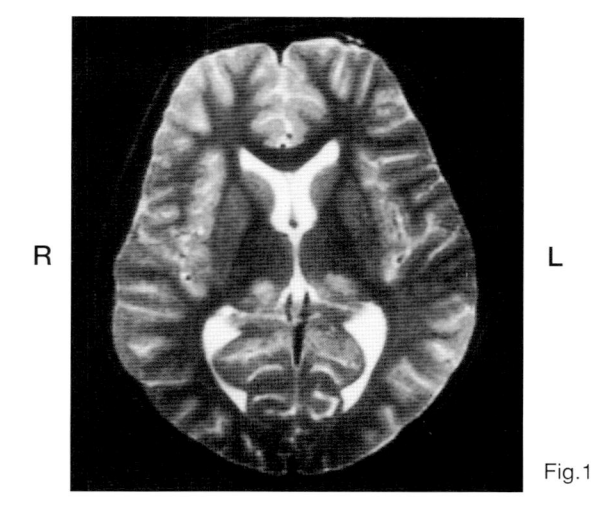

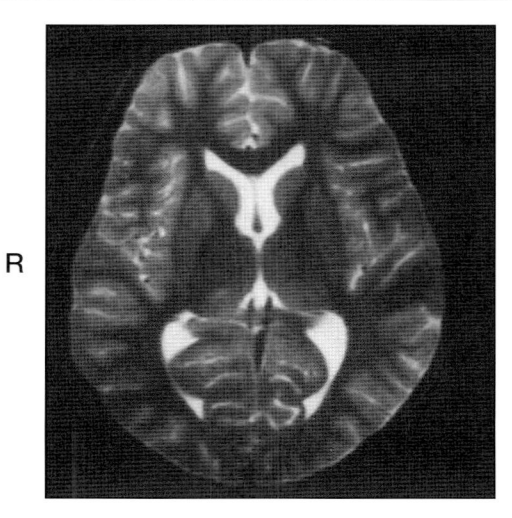

Fig.1

Fig.2

参考文献
1) 吉村菜穂子, 相馬芳明: MRIにて両側視床に異常所見を認めた良性頭蓋内圧亢進症の1例 臨床神経 32 : 327-329, 1992
2) Hartfield DS, et al: Transient thalamic changes on MRI in a child with hypernatremia. Pediatr Neurol 1999; 20:60-62

索　引

あ
アテトーゼ様不随意運動 …………4
遺伝子コドン180点変異 …………58
運動ニューロン病様 …………72

か
拡散強調画像
　…………2, 6, 12, 20, 30, 32, 34, 44, 54
家族性Creutzfeldt-Jakob病 ……54, 60
基底核 …………38
驚愕反射 …………58
痙性対麻痺 …………70
抗CD68抗体 …………54
硬膜移植 …………52
古典的GSS病（P102L） …………68
コドン232点変異（Met→Arg）……64
コドン200変異（Glu→Lys）
　…………60, 62, 66
コドン105 …………70
コドン180番 …………56
孤発性CJD …………2, 20, 30

さ
左右差 …………10
視床 …………4
視床内側 …………48
失外套症候群 …………22
失外套状態 …………68
小脳性運動失調 …………68
小脳皮質 …………60
人工硬膜 …………50
深部白質 …………24

た
大脳白質 …………50
大脳皮質 …………60
動静脈奇形 …………50

な
脳磁図 …………66
脳SPECT …………10, 14, 16, 34, 38, 40, 56
脳生検 …………42
脳波 …………10, 14, 22, 24, 30, 52, 66

は
パーキンソン症候群 …………56
被殻 …………4, 12
皮質性感覚障害 …………16
尾状核 …………4, 12
左半球障害 …………16
病理所見 …………60
舞踏運動 …………12
プリオン蛋白免疫染色 …………64
変異コドンP102L …………72
剖検 …………28
剖検脳の免疫染色像 …………44

ま
慢性関節リウマチ …………14
慢性硬膜下血腫 …………2
ミオクローヌス
　…………12, 14, 22, 38, 46, 58, 68, 70
ミクログリアの増生 …………54

や
両側視床 …………82
良性頭蓋内圧亢進症 …………82

A
akinetic mutism …………40, 46

D
dystonic posture …………18

F
Familial frontotemporal dementia …74
FLAIR画像 …………12, 20, 50

G
Gerstmann-Sträussler-Scheinker症候群
　…………72
giant SEP …………70

H
H1-MRS …………46

I
123I-IMP-SPECT …………26, 36
123I-IMP脳血流SPECT …………42

M
MR Spectroscopy …………20
MRA …………40
MRI拡散強調画像 …………56
myoclonus …………44

N
NSE …………28

P
piracetam …………22, 24
PSD …………12, 18, 30, 66, 76

S
SCA1 …………78
sporadic fatal insomnia …………46, 48

T
99mTc-ECD-SPECT …………4

W
Wilson's disease …………80

14-3-3蛋白 …………76
3.0T MRS …………26
3D-SSP画像 …………42

ⓒ2004　　　　　　　　　　　　　　　　　　　　　第1版発行　2004年7月22日

目で見るプリオン病　（定価にカバーに表示してあります）

|検印省略|

編著　　湯　浅　　龍　彦

発行者　　　　服　部　秀　夫
発行所　　株式会社 新興医学出版社
〒113-0033　東京都文京区本郷6丁目26番8号
電話　03(3816)2853　　FAX　03(3816)2895

印刷　株式会社 藤美社　　　ISBN4-88002-638-7　　　　郵便振替　00120-8-191625

- 本書の複製権・翻訳権・譲渡権・公衆送信権（送信可能化権を含む）は株式会社新興医学出版社が所有します。
- JCLS 〈㈱日本著作出版権管理システム委託出版物〉
  本書の無断複写は著作権法上での例外を除き禁じられています。複写される場合は，その都度事前に㈱日本著作出版権管理システム（電話 03－3817－5670，FAX 03－3815－8199）の許諾を得てください。